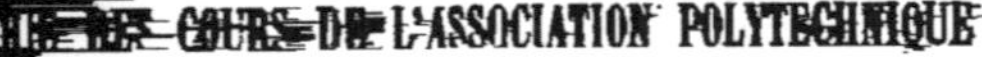

NOTIONS PRATIQUES
HYGIÈNE POPULAIRE

LEÇONS PROFESSÉES

L'ASSOCIATION POLYTECHNIQUE

PAR

le Docteur L. PICQUÉ
de la Faculté de Paris
la Société des sciences naturelles et médicales de Seine-et-Oise

Avec approbation de M. le Professeur Bouchardat
de l'Académie de médecine

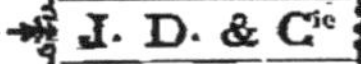

PARIS
DEJEY ET Cie, IMPRIMEURS-ÉDITEURS
centrale des Arts et Manufactures, de la Société des anciens Élèves des
nationales d'Arts et Métiers et de l'Association polytechnique
18, RUE DE LA PERLE, 18

1878

NOTIONS PRATIQUES

D'HYGIÈNE POPULAIRE

Dans sa séance du 18 octobre 1877, le Conseil de l'Association Polytechnique, sur le rapport du Comité des publications, a décidé l'impression du Cours d'Hygiène, professé par M. le docteur Picqué.

Le Président de l'Association Polytechnique,

DUMAS,

Membre de l'Académie Française,
Secrétaire perpétuel de l'Académie des Sciences,
Vice-Président du Conseil supérieur de l'Instruction publique.

BIBLIOTHÈQUE DES COURS DE L'ASSOCIATION POLYTECHNIQUE

NOTIONS PRATIQUES
D'HYGIÈNE POPULAIRE

LEÇONS PROFESSÉES

A L'ASSOCIATION POLYTECHNIQUE

PAR

le Docteur L. PICQUÈ
de la Faculté de Paris
Membre de la Société des sciences naturelles et médicales de Seine-et-Oise

Avec approbation de M. le Professeur Bouchardat
de l'Académie de médecine

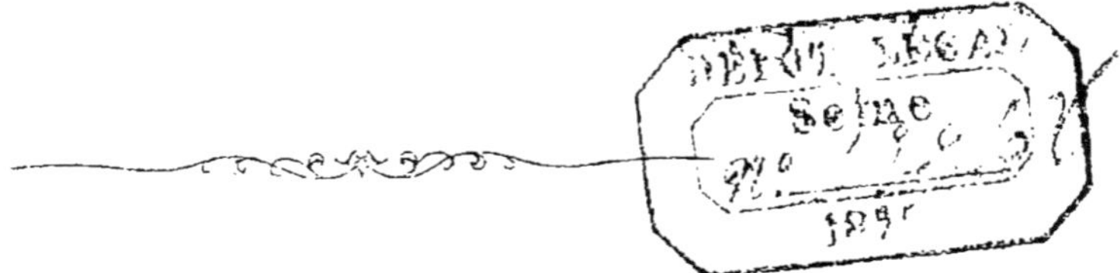

PARIS
J. DEJEY ET Cie, IMPRIMEURS-ÉDITEURS
de l'Ecole centrale des Arts et Manufactures, de la Société des anciens Elèves des Ecoles nationales d'Arts et Métiers et de l'Association polytechnique
18, RUE DE LA PERLE, 18

1877

AU GRAND MAITRE DE LA SCIENCE HYGIÉNIQUE :

A Monsieur le Professeur BOUCHARDAT,

Membre de l'Académie de médecine de Paris,
Président du Conseil d'hygiène et de salubrité de France.

Hommage et reconnaissance d'un de ses anciens élèves.

Tracer des règles d'hygiène précises et sûres est une œuvre qui présente de grandes difficultés. M. le docteur Picqué, dans ses *Notions d'hygiène pratique*, s'est acquitté souvent avec bonheur de cette tâche difficile. Aussi je m'associe avec le plus grand plaisir au témoignage d'approbation donné par le Conseil de l'Association polytechnique à l'ouvrage de M. Picqué.

BOUCHARDAT,

Professeur d'hygiène à la Faculté de médecine de Paris
Membre de l'Académie de médecine.

AVERTISSEMENT DES ÉDITEURS

Un vieillard septuagénaire et bisaïeul avait suivi pendant plusieurs années le cours du docteur Picqué. Il aurait voulu donner à ses enfants et petits-enfants toutes les chances de garder ce trésor qui renferme ici-bas tous les autres : La Santé.

Le jour où le vieillard fut lauréat de l'association, le docteur se promit de publier ses leçons d'hygiène, pour faciliter la tâche de tous les hommes de cœur qui veulent assurer aux ouvriers un sort meilleur par l'hygiène et par l'instruction.

Il a tenu sa promesse : dans ce vrai catéchisme de la santé, l'enfant, l'adulte, l'homme fait, la femme, les vieillards, les ouvriers pourront puiser à pleines mains les connaissances que notre lauréat reportait si pieusement à sa famille.

L'auteur s'était souvent demandé pourquoi cette science, à la fois si intéressante et si pratique, était généralement si peu goûtée. Il a bien vite reconnu que le fatras scientifique qui l'encombre généralement était bien évidemment la cause qui éloignait la jeunesse de ces études pratiques, dont l'application se retrouve à tous les instants de l'existence, et dont l'ignorance conduit à de si déplorables résultats.

Pénétré de ces idées et désireux d'intéresser désormais davantage la jeunesse à l'hygiène et de répandre dans le public des notions précises, sans cependant tomber dans les mêmes errements que ses devanciers, en conduisant le lecteur sur un terrain scientifique auquel il n'est souvent pas préparé, il a eu l'idée de présenter les données les plus importantes de l'hygiène sous forme de questionnaire, espérant que cette forme, peut-être peu attrayante mais répondant davantage au but pratique auquel ces notions sont destinées, recevrait un meilleur accueil du public.

Après avoir énoncé, en conséquence, par questions les principales notions d'hygiène, l'auteur a consacré un chapitre spécial aux maladies et aux accidents, en indiquant les soins qu'il est nécessaire de prodiguer, en attendant l'arrivée du médecin, convaincu du reste que bien des maux seraient souvent plus bénins si les personnes présentes savaient prodiguer des soins plus intelligents, en dehors de tout préjugé et de toute immixtion dans la pratique médicale.

Une table analytique des divers chapitres permet de trouver immédiatement la réponse aux diverses questions qui font l'objet de cet ouvrage.

C'est pour tout dire de ce livre, la santé mise à la portée de tout le monde et en particulier des ouvriers, des employés, de tous ceux qui vivent de leur travail quotidien, et pour qui la santé constitue la base même de l'existence matérielle.

NOTIONS PRATIQUES

D'HYGIÈNE POPULAIRE

NOTIONS SOMMAIRES D'ANATOMIE
ET DE PHYSIOLOGIE

Qu'est-ce que l'homme?

L'homme est un être complexe : il a une âme et des organes.

Par son âme, qui le rend capable de civilisation, il est soumis à l'hygiène morale;

Par ses organes, il est soumis à l'hygiène physique, à l'hygiène du corps.

De quoi se compose le corps humain?

D'organes que l'on peut comparer aux rouages d'une machine merveilleusement organisée, organes qui se réunissent pour former des appareils chargés de certaines fonctions spéciales qui permettent à l'homme d'assurer le but pour lequel il a été créé.

Qu'appelle-t-on Anatomie?

C'est l'étude des organes et des appareils.

Qu'appelle-t-on Physiologie?

C'est l'étude des fonctions de ces appareils.

LES FONCTIONS DU CORPS HUMAIN SONT-ELLES INDÉPENDANTES LES UNES DES AUTRES?

Non, il existe entre elles des rapports et une solidarité nécessaires au fonctionnement général de tout le système de la vie.

CES FONCTIONS ONT-ELLES TOUTES LA MÊME IMPORTANCE?

Non, il existe des fonctions fondamentales et des fonctions secondaires.

QUELLES SONT LES FONCTIONS FONDAMENTALES?

La seule fonction fondamentale qui intéresse l'hygiène élémentaire est la fonction de la vie individuelle; elle a pour but de conserver et de préserver la vie du corps.

QUELLES SONT LES FONCTIONS SECONDAIRES QUI ASSURENT L'EXERCICE DE LA FONCTION PRINCIPALE?

Elles sont au nombre de deux :

1° *Fonction de la vie de relation:* elle permet à l'individu de se procurer les matériaux destinés à assurer sa vie et de protéger le corps contre les agents qui pourraient lui nuire ;

2° *Fonction de la vie végétative:* elle permet à l'individu d'utiliser ces matériaux.

N'Y A-T-IL PAS D'AUTRES FONCTIONS SECONDAIRES?

La fonction de la vie de relation comprend :

1° *La fonction de sensibilité*, pour lui permettre de sentir les moindres contacts extérieurs;

2° *La fonction de locomotion*, pour lui permettre d'écarter ceux qui pourraient lui nuire; elle lui permet également de se procurer les matériaux destinés à assurer son existence.

La fonction de la vie végétative comprend également :

1° *La fonction de digestion:* elle sépare dans les aliments les parties utiles à la vie, des parties inutiles qui devront être rejetées au dehors ;

2° *La fonction d'absorption :* les parties seulement propres à la vie se répandent dans des canaux spéciaux ;

3° *La fonction de circulation :* elle porte dans tous les tissus ces éléments pour les nourrir ;

4° *La fonction d'assimilation :* elle transforme les éléments apportés dans les tissus en une substance spéciale ; cette substance est la base de tous nos tissus ; elle doit remplacer celle qui s'y trouve précédemment, en vertu des lois mêmes de la vie, qui veulent la décomposition et la recomposition incessante des tissus ;

5° *La fonction de sécrétion et d'excrétion :* elle permet de chasser les substances qui ont fait partie des tissus, et dont l'accumulation dans le corps pourrait lui être nuisible ;

6° *La fonction de respiration :* elle introduit dans le corps les gaz nécessaires à la vie, et elle en chasse ceux qui ne peuvent plus lui servir.

CES FONCTIONS ONT-ELLES TOUTES DES APPAREILS A LEUR SERVICE ?

Absolument comme une machine en activité. Il existe dès lors les appareils suivants :

Appareils de sensibilité, de locomotion, de digestion, d'absorption, de circulation, d'assimilation, d'excrétion et de sécrétion, de respiration.

DE QUOI SE COMPOSENT CES APPAREILS ?

D'organes.

DE QUOI SE COMPOSE L'APPAREIL DE SENSIBILITÉ ?

La *peau*, vaste membrane qui entoure le corps dans toutes ses parties ; elle jouit de la propriété d'avertir, au moyen de cordons (nerfs) semblables à des fils télégraphiques, l'organe de commandement (le cerveau) qui se trouve logé dans la tête.

De quoi se compose l'appareil de locomotion?

De leviers rigides (os) réunis bout à bout par des charnières mobiles (articulations), et pouvant exécuter sur elles-mêmes des mouvements variés. Ces mouvements sont sollicités par des muscles reliés par des cordons spéciaux à l'organe du commandement.

Ces muscles sont attachés aux os; ils peuvent se raccourcir sous l'influence de la volonté et expliquent les mouvements exécutés par les leviers.

Quelles sont les parties qui composent l'appareil de digestion?

1° *La bouche*, garnie de pièces rigides (dents), destinées à broyer les aliments apportés dans cette cavité par les *mains* (organes de préhension placés à l'extrémité des membres supérieurs);

2° *Glandes salivaires*, placées sous la mâchoire inférieure, destinées à fournir la *salive* qui humecte les substances broyées par les dents;

3° **Une cavité** appelée **estomac**, sorte de laboratoire où se transforment les aliments pour qu'ils puissent pénétrer dans des canaux spéciaux d'où ils se répandent dans les tissus.

Un conduit particulier (œsophage) relie cette cavité à la bouche.

4° Un conduit plus ou moins long, suivant les animaux (*intestin grèle*), garni sur sa face interne *de petites racines* ou éponges qui ont pour mission d'absorber les aliments transformés par l'estomac. Ce sont là les organes de l'appareil d'absorption.

Ils ont fait comparer l'homme à un végétal dont les racines se trouveraient en dedans.

5° Un conduit beaucoup plus volumineux et plus court (*gros intestin*), dans lequel circulent les substances qui n'ont pu être utilisées, et qui doivent être rejetées au dehors (matières fécales).

L'ensemble de l'œsophage, estomac, intestin grèle et

gros intestin, constitue ce que l'on appelle *le tube digestif*;

6° *Le foie:* il a pour mission de verser dans le tube digestif la bile nécessaire à la transformation des aliments.

QUELS SONT LES ORGANES DE L'APPAREIL DE CIRCULATION?

Une série de canaux dans lesquels circule un liquide (le sang) chargé des principes de la digestion. C'est un *moteur spécial* (le cœur) qui le met en mouvement. Le sang contient, outre les parties solides de la digestion, les parties vieilles qui ont abandonné les tissus, et dont, chemin faisant, il se débarrasse; les gaz qu'il puise dans l'air par l'intermédiaire de la respiration et ceux dont il se débarrasse par la même voie.

QUELS SONT LES ORGANES DE L'ASSIMILATION?

La science les étudie encore.

QUELS SONT LES ORGANES D'EXCRÉTION?

Ce sont principalement:

1° *Les reins* (rognons) par lesquels s'échappent les matériaux solides devenus inutiles, et qui se trouvent dissous dans une grande quantité d'eau pour former les urines;

2° *Les poumons*, qui laissent sortir les gaz devenus inutiles.

QUELS SONT LES ORGANES DE L'APPAREIL RESPIRATOIRE?

Ce sont les *poumons*, qui réduits à leur plus simple expression, ne sont autres que des membranes sur lesquelles l'air arrive par une série de canaux (bronches).

Le sang arrive en arrière au contact de cette membrane, abandonne en vertu d'une loi de physique (endosmose) le gaz devenu inutile (*l'acide carbonique*, qui joue un si grand rôle en hygiène, et prend l'oxygène de l'air (1), qui est aussi utile à la vie que les aliments introduits dans le tube digestif.

(1) L'air est un mélange de gaz dont les principaux sont l'oxygène et l'azote qui sert à tempérer l'action trop vive de l'oxygène. On y trouve encore l'acide carbonique rejeté par nous dans l'atmosphère.

GÉNÉRALITÉS D'HYGIÈNE

Qu'est-ce que l'hygiène?
C'est l'art de conserver la santé.

Comment peut-on conserver la santé?
En éloignant les divers agents de destruction dont se trouve entouré le corps humain.

Qu'est-ce que la santé?
La santé consiste dans l'équilibre qui doit exister entre les diverses fonctions du corps; cet équilibre exige l'intégrité des appareils et des organes.

Quelles sont les bases de l'hygiène?
La connaissance du corps qui exige l'étude des organes du corps (anatomie) et des fonctions de ces organes (physiologie).

L'hygiène ne s'occupe-t-elle que du corps?
Elle s'occupe aussi de l'âme.

Comment cela?
L'hygiène fait les hommes vigoureux, et la vigueur du corps fait les bons ouvriers et les honnêtes gens. On ne peut pas gagner sa vie et celle de sa famille à l'hô-

2.

pital ou sur son lit, ou en gagnant des demi-journées.

On ne peut pas servir son pays et payer à la société la dette que nous contractons vis-à-vis d'elle en naissant, pour ce qu'elle nous donne par l'armée, la magistrature, la justice, le bien-être et la moralité de tous, si l'on est incapable par son travail à l'amélioration du sort de tous.

L'HYGIÈNE EST-ELLE UNE SCIENCE NOUVELLE?

Non; de tous temps, on s'est occupé d'hygiène. Les Israélites, les Grecs, mêlaient des conseils d'hygiène aux lois qu'ils faisaient.

On avait même fait de l'hygiène une partie de la religion, et l'article qui, dans le Coran, défend l'usage des boissons fermentées, avait pour but de soustraire les Mahométans aux dangers de l'ivrognerie, si grave dans les pays qu'ils habitent.

LA CIVILISATION REND-ELLE L'HYGIÈNE DE PLUS EN PLUS NÉCESSAIRE?

Il faut d'abord s'entendre et définir ce qu'on appelle civilisation.

Il est deux sortes de civilisation : la vraie et la fausse.

La vraie civilisation est le remplacement des mauvais instincts par la volonté de faire le bien.

Cette civilisation peut devenir un mal; car plus l'homme est civilisé, plus il a de besoins, et les habitudes funestes qu'engendre cette fausse civilisation deviennent un mal pour lui, s'il cesse de suivre les lois de l'hygiène.

A QUI S'ADRESSE L'HYGIÈNE?

A toutes les conditions de la société, depuis l'ouvrier, dont l'ignorance, le genre de vie, la pauvreté, le métier expose à d'incessants dangers, jusqu'au riche que l'oisiveté et la fortune engagent trop souvent à user sa santé dans les plaisirs.

L'hygiène donc donne et conserve la santé à chaque heure de notre existence et dans toutes les situations.

L'HYGIÈNE EST-ELLE LA MÊME DANS LES DIVERSES SITUATIONS ?

Non; elle dépend des dangers inhérents aux différents milieux où l'individu peut être placé. Les professions impriment à l'hygiène de chacun une physionomie différente.

L'HYGIÈNE EST-ELLE LA MÊME A TOUS LES AGES?

Elle change suivant les âges; le vieillard ne devra pas oublier ce point fort important, et les mères qui allaitent leurs enfants devront savoir qu'il est pour l'enfant des lois rigoureuses en dehors desquelles on ne trouve que maladies ou mort.

LE SEXE MODIFIE-T-IL L'HYGIÈNE?

Oui ; l'hygiène de la femme est différente, parce que, comme mère et comme épouse, elle a dans la société un autre rôle que l'homme.

QU'EST-CE QUE L'HYGIÈNE PRIVÉE?

C'est l'ensemble des règles qui concernent la santé de chacun.

QU'EST-CE QUE L'HYGIÈNE PUBLIQUE?

La réunion d'individus dans de grands centres expose à des dangers spéciaux.

La société, qui doit veiller non-seulement au bien-être moral, mais encore au bien-être matériel de chacun, est obligée : 1° de suivre certaines lois dont l'ensemble constitue l'hygiène publique; 2° de contraindre chacun à prendre certaines précautions obligatoires qui ne sont que les conséquences de l'hygiène publique.

L'HYGIÈNE NE REGARDE-T-ELLE QUE LE MÉDECIN?

Nullement; tout le monde doit la connaître et tous les médecins doivent la vulgariser; on doit l'enseigner partout, et faire rentrer autant que possible toutes les lois de l'hygiène privée dans l'hygiène publique pour obliger chacun de s'y soumettre.

L'HYGIÈNE A-T-ELLE UNE INFLUENCE SUR L'AVENIR DES NATIONS?

Par l'hygiène des adultes, les nations restent fortes et viriles.

Par l'hygiène des nouveaux-nés, elles s'accroissent en nombre.

QUELLE EST LA MATIÈRE DE L'HYGIÈNE?

Les agents nuisibles par excellence sont l'air et les aliments; nous verrons à combien d'applications hygiéniques donne lieu la connaissance des ces deux agents.

RÉPARATION DES FORCES

L'HOMME A-T-IL BESOIN DE SE NOURRIR SELON L'HYGIÈNE ?

Oui, pour permettre aux rouages de la machine humaine de se maintenir dans toutes leurs puissances, ce qui nécessite du combustible comme dans les machines à vapeur. Ce combustible est l'aliment.

LA NATURE DE L'ALIMENT EST-ELLE INDIFFÉRENTE ?

Non; il lui faut :

1° Des aliments pour recomposer les tissus qui se décomposent sans cesse;

2° Des aliments propres à fournir les matériaux de la chaleur animale : cette chaleur est nécessaire au libre fonctionnement des organes.

QU'EST-CE QU'UN ALIMENT NUTRITIF?

Un aliment nutritif contient :

1° Les substances propres à recomposer les tissus;

2° Les substances propres à fournir les matériaux de la chaleur animale.

Plus il contient de ces substances, plus il est nutritif.

FAUTE D'ALIMENTS NUTRITIFS, LA MACHINE HUMAINE PEUT-ELLE FONCTIONNER?

Non; ce n'est pas ce qu'on mange qui nourrit, mais ce qu'on digère, et l'on ne digère que les substances propres à recomposer les tissus et à fournir les matériaux de la chaleur animale.

QUELS SONT LES PRINCIPAUX ALIMENTS PROPRES A RÉPARER LES TISSUS OU ALIMENTS DE RÉPARATION?

Les viandes, le fromage, les œufs, le lait.

QUELS SONT LES PRINCIPAUX ALIMENTS PROPRES A FOURNIR LES MATÉRIAUX DE LA CHALEUR ANIMALE OU ALIMENTS DE CHALEUR?

Les huiles, les graisses, le beurre, les œufs, le lait.

POURQUOI LE LAIT ET LES ŒUFS SONT-ILS A LA FOIS ALIMENTS DE RÉPARATION ET ALIMENTS DE CHALEUR?

Parce que ce sont des aliments complets et l'on appelle un aliment complet tout aliment qui contient tout ce qui est nécessaire à la vie.

L'ALIMENT COMPLET PEUT-IL ÊTRE UTILE DANS CERTAINES CIRCONSTANCES?

Les personnes à estomac délicat peuvent se nourrir exclusivement de lait, et les enfants dont l'estomac ressemble fort, surtout dans les premiers mois de la naissance, à un tissu aussi léger qu'une toile d'araignée, ne peut, sans danger pour la vie, recevoir dans sa cavité aucune autre substance que le lait.

N'Y A-T-IL PAS DE SUBSTANCES ACCESSOIRES QUI, TOUT EN NE PRÉSENTANT PAS L'IMPORTANCE DES ALIMENTS DE RÉPARATION ET DE CHALEUR, NE SAURAIENT, SANS GRAND INCONVÉNIENT, ÊTRE SUPPRIMÉS DANS L'ALIMENTATION?

Ce sont les condiments dont les plus importants sont le sel, le sucre, le poivre, le vinaigre, la moutarde. Ces substances excitent les fonctions digestives et favorisent la digestion.

L'ABUS DE CES SUBSTANCES PEUT-IL PRÉSENTER DES DANGERS?

L'abus énerve l'estomac, le rend inapte à ses fonctions : chez l'enfant, l'usage doit en être très-modéré, et se borner *absolument* à l'emploi du sel, du sucre et du vinaigre.

Les autres sont inutiles et peuvent lui être nuisibles.

LA QUANTITÉ DE CONDIMENTS A INTRODUIRE DANS LES ALIMENTS PEUT-ELLE VARIER SELON CERTAINES CIRCONSTANCES?

Oui, selon la saison : en été, l'usage des condiments est utile pour réveiller les fonctions languissantes de la digestion.

Selon les aliments : plus un aliment est indigeste, plus il faut de condiments pour le digérer.

EST-IL NÉCESSAIRE A L'HOMME DE MANGER BEAUCOUP?

Non. L'habitude, l'usage, l'imitation règle le plus souvent la quantité d'aliments qu'il consomme chaque jour; généralement cette quantité est toujours trop considérable.

LA QUANTITÉ D'ALIMENTS DOIT-ELLE VARIER SELON LES PROFESSIONS?

Oui ; plus l'exercice est violent, plus il faut de chaleur et partant plus d'aliments de chaleur.

Donc, *pour les professions sédentaires*, peu d'aliments de chaleur; *pour les professions pénibles*, beaucoup.

LA QUANTITÉ D'ALIMENTS DOIT-ELLE VARIER SELON LES SAISONS?

Plus la saison est froide, plus il faut d'aliments de chaleur pour lutter contre le froid.

Donc, *en été* on doit diminuer l'alimentation; *en hiver* on doit l'augmenter.

La quantité d'aliments peut-elle varier selon le sexe?

A la femme dont les occupations sont généralement sédentaires, il faut bien moins d'aliments.

La quantité d'aliments doit-elle varier selon l'age?

Oui; *l'enfant* a non-seulement besoin de réparer ses forces, mais encore de s'accroître : il lui faut proportionnellement beaucoup plus d'aliments qu'à l'adulte.

Le vieillard n'a guère d'occupations pénibles, de plus, ses fonctions languissent, ses digestions sont pénibles, laborieuses : il devra éviter avec soin les repas trop copieux.

Régime spécial à l'enfant nouveau-né.

Quelle est la nature des aliments qu'on devra donner a l'enfant?

Le *lait uniquement jusqu'à cinq mois.*

Quel lait devra-t-on choisir?

Le lait de sa mère, ou si *la mère est déclarée incapable de le nourrir*, celui d'une bonne nourrice.

Le choix d'une bonne nourrice appartient seul au médecin.

Le biberon pourra-t-il, dans certains cas, être substitué a l'allaitement?

Oui, et seulement en cas de maladie qui empêcherait la mère de nourrir son enfant.

Que devra-t-on avoir présent a l'esprit quand on mettra un enfant au régime du biberon?

C'est que : 1° *ce procédé est dangereux* entre les mains de gens inexpérimentés *et dans la ville;* 2° *qu'il cause, dans ces conditions*, *une mortalité effroyable*; 3° que si l'on est obligé d'y recourir, on devra en surveiller l'emploi avec *la plus scrupuleuse attention.*

QUELS SONT LES POINTS QUI DEVRONT ÉVEILLER L'ATTENTION ?

1° Le nettoyage du biberon;

2° La qualité du lait.

Le biberon, en général, est difficile à nettoyer; on devra préférer le biberon suivant : une simple bouteille, dans le goulot une éponge ou du linge plié que l'enfant mettra dans la bouche. Chaque jour on jettera l'éponge ou le linge et on lavera la bouteille à grande eau.

Le bon lait est difficile à trouver : on évitera de prendre le lait dans les vacheries des villes, où les vaches, respirant un air impur et privées de bons patu-rages, fournissent le plus souvent un lait de mauvaise qualité.

Il ne reste plus que le lait apporté de la campagne. On se le procurera le meilleur possible.

On devra toujours le sucrer et le couper d'un tiers d'eau de gruau faible.

Le lait devra toujours être tiède et jamais froid; un lait trop chaud ou trop froid amène des coliques et une diarrhée qui épuise l'enfant.

Le seul bon lait et le moins dispendieux est le lait de vache.

Le lait de chèvre irrite les intestins de l'enfant.

Le lait devra être fréquemment changé, en été surtout, des végétaux s'y développent et en amènent l'altération.

QUELLE EST LA VALEUR HYGIÉNIQUE DE L'ALIMENTATION AU PETIT POT ?

Elle supprime la gymnastique de la succion si nécessaire à l'enfant : elle est donc mauvaise.

QUELLES DEVRONT ÊTRE LES HEURES D'ALIMENTATION?

Toutes les heures dans la 1re *semaine*; *toutes les 2 heures ensuite*; la nuit (de 10 heures à 7 heures du matin) *une seule fois*.

En dehors de ces heures, s'il crie, on ne lui donnera qu'un peu d'eau sucrée ou un peu d'eau de gruau miellée et *jamais dans un biberon*, qui pourrait lui faire oublier le sein de sa mère.

Y A-T-IL INCONVÉNIENT A S'ÉCARTER DE CES RÈGLES?

Oui, pour la mère et pour l'enfant.

Pour la mère qui s'épuise trop souvent dans le zèle inconsidéré qu'elle met à remplir son devoir de nourrice, et qui oublie de prendre pendant la nuit un sommeil réparateur dont elle a tant besoin.

Pour l'enfant, deux repas trop rapprochés amènent nécessairement une indigestion d'où des coliques et des vomissements qui l'épuisent.

On aura ainsi souvent substitué aux souffrances imaginaires de l'enfant, les souffrances réelles de l'indigestion.

L'enfant réglé dans ses repas épuise plus complétement le sein de sa mère : ce sont les dernières parties qui sont les plus nourrissantes, parce que ce sont elles qui contiennent la crême.

QUEL DOIT ÊTRE LE RÉGIME DE L'ENFANT AU 5e MOIS?

On doit commencer à les préparer au sevrage, qui *ne doit jamais être brusque;* on ne leur donnera que des aliments *très-légers :* une croûte de pain à sucer, un peu d'eau sucrée à boire.

QUEL SERA LE RÉGIME DE L'ENFANT AU 6e MOIS?

On lui donnera du lait de vache et de petits potages au maigre : ce sont des bouillies claires faites avec la farine de froment ou la fécule de pomme de terre, le gruau d'avoine, etc.

On pourra joindre à ces aliments et successivement des panades préparées avec le pain, du beurre et un jaune d'œuf, des potages au bouillon de viande, des œufs frais à la coque et de petits morceaux de pain.

COMMENT DEVRA-T-ON ORGANISER LE RÉGIME DE L'ENFANT A PARTIR DU 6e MOIS?

Au 6e mois, un seul potage au milieu du jour.

Au 7e mois, un le matin, un le soir.

Au 10e mois, trois, un au milieu du jour.

Vers le 12e mois, on pourra ajouter des croûtes de pain trempées dans le jus de viande, un os de côtelette à sucer, de la purée de pommes de terre, etc.

DEVRA-T-ON LUI DONNER DE LA VIANDE?

Non, si ce n'est à la fin de l'allaitement; elle ne convient que vers le 10e ou 12e mois; son usage prématuré délabre rapidement l'estomac.

DEVRA-T-ON LUI DONNER DU VIN?

Jamais, sous aucun prétexte, avant le 12e ou 15e mois, et encore fortement mélangé d'eau et sucré.

On ne saurait trop lutter contre ce triste préjugé populaire, qui cause la mort à tant d'enfants.

QUE DOIT-ON PENSER DES PATISSERIES?

Ce sont des aliments indigestes, lourds, qui amènent des diarrhées persistantes et souvent la mort.

QUE FAUT-IL PENSER DE LA FARINE NESTLÉ, ET, EN GÉNÉRAL, DE TOUTES LES PRÉPARATIONS ANALOGUES QUI PASSENT POUR REMPLACER AVANTAGEUSEMENT LE LAIT?

Elles ne peuvent jamais remplacer le lait d'une bonne nourrice.

On devra toujours s'en abstenir, même des plus vantées, sauf dans des cas exceptionnels jugés par le médecin.

A QUELLE ÉPOQUE DEVRA-T-ON PRATIQUER LE SEVRAGE?

Ni trop tôt, ni trop tard.

Trop tôt, l'estomac de l'enfant n'offre pas encore une assez grande résistance.

Trop tard, le lait de sa nourrice n'offre plus les qualités nécessaires à l'accroissement de l'enfant.

On devra sevrer entre le 12e et le 18e mois, à l'époque où la dentition est presque terminée.

Le meilleur moment est celui qui suit l'apparition de la 12e dent.

On ne doit pas, quel que soit l'âge, sevrer un enfant pendant les grandes chaleurs.

PEUT-ON FAVORISER LE TRAVAIL DE LA DENTITION?

Il vaut mieux laisser la nature agir seule, les frottements qu'on exerce sur les gencives de l'enfant peuvent amener de l'irritation et, à sa suite, une foule d'accidents (diarrhée, quelquefois convulsions).

On pourra cependant l'aider, dans tous les cas, par l'emploi de morceaux de guimauve ou d'objets d'ivoire qu'on laissera à la disposition de l'enfant.

On aura le soin d'empêcher l'enfant de mettre dans sa bouche des morceaux de liége, d'éponges, de caoutchouc.

Signalons, pour les condamner, les deux pratiques suivantes, employées, chez les enfants, contre les convulsions qui surviennent au moment de la dentition, pratiques qui n'ont d'autres résultats que d'augmenter les accidents :

1° Celle qui consiste à introduire dans la bouche de l'enfant une poignée de sel de cuisine.

2° La projection d'eau sur le visage.

QUELLES SONT LES CONSÉQUENCES DE L'OUBLI DES RÈGLES PRÉCÉDENTES?

Une mortalité de 90 p. 100 sur les enfants.

QUE DOIT-ON PENSER DE L'HYGIÈNE DES ENFANTS EN GÉNÉRAL ?

La plupart des maladies sont dues à des fautes d'hygiène.

Elles guérissent pour la plupart par l'application rigoureuse des lois de l'hygiène.

Il faut prendre l'homme dès le berceau pour conserver sa constitution si elle est bonne, l'améliorer si elle est mauvaise.

Régime spécial à l'adulte.

UN RÉGIME PUREMENT VÉGÉTAL PEUT-IL CONVENIR A L'ADULTE ?

Non ; les végétaux contenant peu d'aliments de réparation, une quantité moyenne ne suffirait pas pour réparer les pertes des tissus : d'où un allanguissement rapide.

Une quantité trop considérable amènerait bientôt une fatigue funeste à l'estomac.

UN RÉGIME PUREMENT ANIMAL PEUT-IL CONVENIR ?

Pas davantage ; les animaux contiennent peu d'aliments de chaleur et ne conviennent pas à des hommes occupés à des travaux pénibles : ce régime détermine de plus une surexcitation fâcheuse de toutes les fonctions.

QUEL RÉGIME CONVIENT LE MIEUX A L'ADULTE ?

Le régime mixte, c'est-à-dire le mélange des aliments végétaux et animaux.

QUELLES SONT LES RÈGLES QUI DOIVENT PRÉSIDER A LA DISTRIBUTION DES REPAS ; QUELLES SONT LES HEURES LES PLUS FAVORABLES ?

1° Les heures des repas doivent être fixes.

2° Entre chacun des repas qui ont lieu dans le cours

d'une journée, il ne doit s'écouler plus de 5 heures ni moins de 4 heures.

3° Le déjeuner doit être le principal repas, parce que : 1° les pertes éprouvées pendant le sommeil ont besoin d'une réparation rapide (1); 2° parce que l'exercice du jour aide à la digestion; 3° parce que *le sommeil est très-éloigné.*

4° L'heure de ce repas doit être autant que possible vers 10 h. 1/2 ou 11 heures; il doit être préparé par le travail professionnel qui ouvre l'appétit et rend la digestion plus facile.

5° Il est bon de prendre avant ce repas et en se levant quelques aliments légers qui servent à réparer les pertes les plus importantes de la nuit et à attendre le repas principal.

6° Le dîner doit avoir lieu vers 5 heures du soir; si les obligations professionnelles s'y opposent, il est nécessaire alors d'intercaler entre les deux repas une collation légère.

7° Le dîner doit être séparé du sommeil d'au moins 3 ou 4 heures.

8° L'habitude de prendre une légère infusion de thé 3 heures après le dîner est excellente au point de vue de l'hygiène : elle facilite la digestion; il ne faudrait cependant pas y ajouter des aliments solides, qui pourraient troubler le travail de la digestion.

Le thé n'est pas plus cher que le café.

COMMENT DOIT-ON MANGER ?

1° On doit manger lentement : les aliments sont mieux broyés, l'estomac soulage d'autant;

2° On doit intercaler des liquides entre les divers aliments; les aliments sont plus humides, plus facilement broyés, le travail de la digestion s'accomplit moins laborieusement;

(1) Le sommeil repose seulement le système nerveux ; pendant son repos, l'homme éprouve aussi des pertes.

3° Les liquides doivent être pris à petites gorgées; l'ingurgitation d'une trop grande quantité de liquide amène souvent du trouble dans le travail de la digestion;

4° On doit s'abstenir de condiments trop énergiques, ils ne font que troubler la digestion, loin de la favoriser;

5° On doit quitter la table avant d'être complétement rassasié; la satisfaction complète de la faim suppose une surcharge d'aliment qui peut nuire au travail de la digestion et amener un dérangement dans le fonctionnement régulier de l'organe.

Dans nos pays, on mange généralement beaucoup trop.

6° Après les travaux pénibles, un peu de repos est nécessaire avant de satisfaire la faim, même si elle est impérieuse;

7° Quand les travaux ont été trop pénibles, un peu de sommeil est indispensable avant le repas pour assurer la facilité du travail de la digestion.

Régime spécial aux enfants.

L'ALIMENTATION DES ENFANTS DOIT-ELLE ÊTRE RÉGLÉE COMME CELLE DES ADULTES?

Non; les exercices continuels rendent fréquent chez eux le besoin de manger. On pourra donc sans inconvénient multiplier les repas, en les rendant beaucoup moins abondants que chez l'adulte.

LES CONDIMENTS PEUVENT-ILS ENTRER DANS L'ALIMENTATION DES ENFANTS?

Non; on les doit rejeter tous, moins le sel, le vinaigre, le sucre; les autres fatiguent leur estomac et entravent les digestions.

Régime des vieillards.

Quelles sont les règles relatives a l'alimentation des vieillards ?

1° La nourriture doit être modérée, peu abondante, composée d'aliments facilement digestibles ;

2° Le vieillard fera bien d'introduire dans ses aliments des condiments, pour faciliter le travail de la digestion ;

3° Il pourra faire usage de vins généreux qui agissent dans le même but ;

4° Il devra prendre de l'exercice avant et surtout après. *Cette dernière précaution est indispensable pour assurer le fonctionnement de l'estomac*, et l'on devra user près d'eux de toute l'influence dont on pourra disposer pour les engager à observer cette prescription.

Quel devra être le régime de la femme enceinte ?

Le même que dans l'état de santé.

Si l'estomac fonctionne bien, la femme enceinte pourra même manger en abondance pour remédier à son état de faiblesse, sauf dans des cas spéciaux appréciés par le médecin.

On devra toutefois exclure de l'alimentation :

1° Les aliments trop excitants ;

2° Les alcools et les boissons excitantes, telles que le café, le thé.

Quel devra être le régime des femmes qui allaitent ?

Le régime devra être fixé dans ses détails par le médecin ; d'une façon générale, elles devront éviter les aliments excitants, les graines féculentes, les boissons alcooliques.

De la faim.

QU'EST-CE QUE LA FAIM ?

C'est l'instinct spécial qui nous invite à réparer nos forces.

CETTE SENSATION VARIE-T-ELLE DANS CERTAINS CAS ?

Selon l'âge : L'enfant a besoin de réparer ; il a aussi besoin de s'accroître ; chez lui la sensation de la faim est très-impérieuse.

Le vieillard a moins besoin de réparer que l'adulte ; chez lui cette sensation est peu vive ; il faut la réveiller par l'emploi de condiments énergiques.

Selon le sexe : Par la nature de ses occupations sédentaires, la femme subit peu de pertes ; elle a moins à réparer. La sensation de la faim est donc moins fréquente chez elle que chez l'homme.

Selon les professions : Les gens à profession pénible ont plus souvent besoin de manger que ceux qui se livrent à des travaux intellectuels.

Selon les maladies : Les maladies abolissent tantôt cette sensation, tantôt la rendent factice.

Il faudrait bien se garder de satisfaire ce prétendu besoin ; il pourrait en résulter des indigestions et de fâcheux inconvénients pour l'estomac.

Nature des aliments et des condiments. — Influence de la cuisson.

QUELLES SONT LES QUALITÉS D'UN BON ALIMENT ?

1° Il doit être nutritif, c'est-à-dire contenir les éléments propres à la réparation des tissus et à la production de chaleur animale ;

2° *Il doit être digestif*, c'est-à-dire céder facilement sous l'influence des sucs de l'estomac et de l'intestin les éléments nutritifs qu'il contient.

QUEL EST L'ORDRE DE DIGESTIBILITÉ DES PRINCIPALES SUBSTANCES ALIMENTAIRES?

Le lait, les œufs, surtout, lorsqu'ils sont peu cuits ou crus, le poisson, la viande de boucherie rôtie, puis frite ou bouillie, les herbes, puis les fruits, les légumes frais, le pain, les pommes de terre. Enfin, parmi les aliments les plus indigestes, les truffes, les champignons, la pâtisserie.

QUELLE EST LA VALEUR NUTRITIVE ET DIGESTIVE DU BOUILLON ?

Le bouillon est un bon aliment qui agit comme condiment par les sels qu'il a soustrait à la viande ; il est d'autant plus digestif et nutritif, qu'il est plus concentré.

Un bouillon trop léger est indigeste, parce que *l'eau qu'il contient en trop grande quantité est elle-même indigeste.*

QUEL EST L'ORDRE DE DIGESTIBILITÉ DES VIANDES DE BOUCHERIE ?

Le mouton, le bœuf, le veau, le porc.

POURQUOI LE PORC TIENT-IL LE DERNIER RANG ?

Parce que sa chair est intimement mélangée *avec de la graisse, substance éminemment indigeste.*

QUELLE EST LA PARTIE DE L'ANIMAL LA PLUS NOURRISSANTE ?

La chair musculaire, qui est aussi la plus facilement digérée.

QUELLE EST LA VALEUR NUTRITIVE ET DIGESTIVE DES AUTRES PARTIES DE L'ANIMAL, LIVRÉES A LA CONSOMMATION ?

Le foie, les rognons (reins), la cervelle (cerveau), sont difficilement digérés.

Le mou (poumon) est très-difficilement digéré ; sa valeur nutritive est à peu près nulle.

LE MODE DE PRÉPARATION INFLUE-T-IL SUR LA DIGESTIBILITÉ DES ALIMENTS ?

Oui ; les viandes salées ou cuites au four ou dans l'eau sont plus difficilement digérées que les viandes rôties, et surtout grillées.

LES POISSONS SONT-ILS TOUS ÉGALEMENT NUTRITIFS ?

Non ; le maquereau, la morue, dont la chair contient beaucoup de graisse, sont moins difficilement digérés que la sole, le merlan, l'huître, qui doit sa facile digestion à l'eau de mer qu'elle contient, et qui agit comme condiment.

LEUR MODE DE PRÉPARATION INFLUE-T-IL SUR LEUR DIGESTIBILITÉ ?

Oui ; le meilleur mode de préparation est le grillage. La friture est d'une digestion très-difficile ; on ne devra *jamais* oublier, dans ce dernier cas, d'ajouter un condiment quelconque. *Le jus de citron est le plus souvent employé.*

Les poissons salés sont particulièrement indigestes.

QUELLE EST LA VALEUR DIGESTIVE DU BEURRE ?

Le beurre est un aliment de difficile digestion, surtout lorsqu'il est salé et pris seul.

COMMENT PEUT-ON CONSERVER LE BEURRE ?

En le salant ; il conserve ainsi longtemps sa saveur et son goût.

LE BEURRE A-T-IL QUELQUE INFLUENCE SUR LA CONSTITUTION ?

Oui, aux enfants lymphatiques et scrofuleux pour lesquels l'huile de foie de morue est un objet de répugnance, on peut conseiller avec avantage l'emploi du beurre en tartines.

QUELLE EST LA VALEUR DIGESTIVE DU FROMAGE?

Le fromage est en général d'une digestion difficile, à cause des matières grasses qui s'y trouvent en abondance.

Le fromage blanc et frais est le plus nourrissant et le plus digestif.

Les fromages salés, et surtout les fromages durs (Gruyère, Hollande et Roquefort), sont excitants, difficilement digérés; leur usage doit en être défendu aux enfants, et en général aux estomacs délicats.

LE MODE DE PRÉPARATION DU PAIN INFLUE-T-IL SUR SA DIGESTIBILITÉ?

Le pain à mie compacte et épais est indigeste.

Le pain trop cuit est indigeste s'il n'est pas *bien digéré*.

D'AUTRES CAUSES INFLUENT-ELLES ENCORE SUR SA DIGESTIBILITÉ?

Le pain tendre et encore chaud est indigeste.

Le pain rassis se digère plus facilement.

Le pain avalé trop vite est indigeste.

COMMENT PEUT-ON CONSERVER LE PAIN?

Il ne faut le laisser ni dans un lieu trop sec, où il se dessèche, ni dans un lieu humide; dans ce dernier cas, il se produit sur le pain des moisissures dues au développement d'un champignon particulier.

LA POMME DE TERRE EST-ELLE UN BON ALIMENT?

Excellent; c'est un aliment nourrissant; associé aux viandes, il en modère d'une façon avantageuse les propriétés excitantes.

Plus elle est farineuse, plus elle se digère facilement, et plus elle est nourrissante.

QUE DOIT-ON PENSER DES HERBES POTAGÈRES, TELS QUE LES CHOUX, LE CÉLERI, LA CAROTTE, ETC. ?

Ils nourrissent peu, mais associés aux viandes, ils en atténuent l'action.

L'oseille ne convient pas à tous les estomacs, en raison de la grande quantité de principes acides qu'elle contient.

LA CHOUCROUTE N'EST-ELLE PAS UN MAUVAIS ALIMENT ?

Oui ; elle nourrit peu ; de plus, elle est indigeste et excitante.

QUELLE EST LA VALEUR HYGIÉNIQUE DES POIS, HARICOTS, FÈVES, ETC. ?

Ils constituent des aliments très-nourrissants et se digèrent facilement, quand ils sont jeunes, herbacés, verts. Cependant, il faut les associer, autant que possible, aux viandes.

Quand ils ont atteint leur développement et qu'ils sont murs, le mieux est de les réduire à l'état de purée. On fera bien de les assaisonner et de les associer à la viande ; pris sous cette forme, ils se digèrent bien et sont très-nourrissants.

QUE FAUT-IL PENSER DES SALADES ET DES RADIS ?

Les salades et les radis constituent des aliments peu nourrissants.

Il faut les manger avec des condiments puissants. Le radis lui-même, pris modérément, peut servir de condiment.

On devra lutter contre les tendances qu'ont certaines personnes, les jeunes filles en particulier, de se nourrir presque exclusivement de salade pendant l'été. L'abus amène rapidement un grand délabrement de l'estomac qui peut refuser désormais toute espèce d'aliment; le corps ne se répare plus suffisamment, et l'anémie survient.

Notons à ce sujet cette déplorable habitude qu'ont certaines jeunes filles de se faire maigrir en avalant du vinaigre. Ça n'est qu'au prix de l'anémie, résultant de la perturbation profonde apportée par ce liquide dans les fonctions digestives, qu'elles arrivent à ce triste résultat.

QUEL EST L'EFFET DES FRUITS SUR LA SANTÉ ?

Les fruits verts produisent le plus fâcheux effet. A cet état les fruits sont difficilement digérés; ils irritent l'estomac et produisent la diarrhée, souvent même la dyssenterie.

QUE FAUT-IL PENSER DES FRUITS MURS ?

L'estomac les digère bien ; ils sont aussi assez nourrissants, mais l'abus peut encore amener des diarrhées et des dyssenteries.

Il faut aussi savoir que dans les saisons trop humides, les fruits sont aqueux, peu sucrés, et que dans cet état ils sont moins faciles à digérer.

Le melon est un des fruits dont l'usage est le plus à surveiller; son abus produit souvent des indigestions. Il est bon de l'assaisonner avec du poivre, qui sert de condiment, et facilite la digestion.

Des aliments nuisibles.

UN ALIMENT PEUT-IL ÊTRE NUISIBLE, ET COMMENT ?

Un aliment peut être nuisible en lui-même ou bien l'être par des altérations que le milieu où il se trouve aura pu lui faire subir.

QUELS SONT LES PRINCIPAUX ALIMENTS NUISIBLES EN EUX-MÊMES ?

La plupart des espèces de champignons.

QUELS SONT LES CHAMPIGNONS COMESTIBLES DONT LA VENTE DOIT ÊTRE AUTORISÉE A PARIS?

Ils sont au nombre de 3 :

Les champignons de couche, la chanterelle, la morelle comestible.

CES CHAMPIGNONS PEUVENT-ILS, DANS CERTAINS CAS, DEVENIR DANGEREUX ?

Oui ; il faut savoir que la décomposition des champignons s'opère rapidement et qu'ils peuvent devenir en peu de temps vénéneux. *Aussi, doit-on considérer un champignon de trois ou quatre jours comme pouvant être vénéneux, et le jeter.*

LA VIANDE DE BOUCHERIE PEUT-ELLE, DANS CERTAINS CAS, ÊTRE CONSIDÉRÉE COMME NUISIBLE ?

Oui ; quand la viande n'est pas suffisamment cuite. L'habitude qu'on a à Paris de manger des viandes à peine saisies, a augmenté d'une façon notable le nombre des personnes atteintes du ver solitaire. La viande contient des larves ; lorsqu'elles ne sont pas détruites par l'action du feu, elles arrivent dans l'estomac et donnent naissance au ver solitaire.

On ne devra donc faire usage des viandes peu cuites que dans certaines maladies, lorsque le médecin l'aura jugé nécessaire.

LA VIANDE DE PORC PEUT-ELLE ÊTRE NUISIBLE ?

La viande du porc contient souvent des germes capables de provoquer le développement des vers intestinaux.

On ne devra donc faire usage de cette viande que lorsqu'elle aura été portée à une température suffisamment élevée.

Les viandes de porc importées d'Allemagne peuvent être infectées de trichines. Ce mal n'existe pas en France. La cuisson tue les trichines.

Le fumage de la viande de porc peut-il remplacer la cuisson ?

Oui ; mais il faudra toujours se méfier des viandes fumées qu'on livre à la consommation. Quelques industriels, peu soucieux de la santé publique, se contentent de tremper la viande dans une solution de créosote, qui lui donne l'aspect de la viande fumée.

N'existe-t-il pas des altérations d'un autre genre qui peuvent rendre les aliments nuisibles et même dangereux ?

Ce sont les altérations qui tiennent aux vases où l'on prépare les aliments.

Quels sont les différents vases dont on se sert soit pour la conservation, soit pour la préparation des aliments ; quelle en est la valeur ?

1° *Ustensiles en cuivre.* Les aliments n'y devront jamais séjourner ou refroidir.

L'étamage ne suffit pas toujours pour obvier à cet inconvénient :

1. Il s'use vite, même à l'insu des gens qui se servent de ces vases étamés ;

2. L'étamage contient quelquefois *du plomb*, qui présente également des dangers sérieux.

2° *Ustensiles en plomb.* Ils doivent être *absolument* proscrits à cause de leurs dangers.

3° *Ustensiles en zinc.* Leur emploi doit être très-restreint et limité aux vases destinés à contenir de l'eau.

4° *Ustensiles en fer battu.* Ils n'ont d'autre inconvénient que de communiquer aux aliments un goût de fer parfois assez désagréable.

5° *Ustensiles en poterie.* Lorsque la température de l'enduit a été portée à un degré convenable, et que le plomb n'y entre pas en trop grande proportion, ils ne présentent aucun danger. Mais ces conditions ne sont pas toujours remplies : l'enduit peut alors se détacher et causer des accidents par le plomb qu'ils renferment.

6° *Ustensiles en fonte émaillée.* Ces vases ne présentent aucun danger. Ils n'ont que l'inconvénient de se fendiller et de ne faire souvent que peu d'usage.

7° *Ustensiles en bois.* Les bois tendres, tels que l'érable, le bouleau, le hêtre, le frêne, imprégnés de substances plus ou moins âcres, peuvent communiquer aux aliments solides ou liquides qu'ils contiennent des propriétés nuisibles.

Les bois très-durs, s'imprégnant difficilement, sont ceux qu'on doit uniquement employer à cet usage.

De la réparation des forces par le sommeil.

COMMENT LE SOMMEIL PEUT-IL RÉPARER LES FORCES ?

En reposant les diverses fonctions placées sous l'empire de la volonté.

EST-IL INDISPENSABLE ?

L'homme ne peut sans danger échapper au sommeil. Sans repos, les appareils fonctionnent mal, l'équilibre entre leurs fonctions disparaît, l'état de maladie est déclaré, la mort peut en être la conséquence.

QUELLE DOIT ÊTRE LA DURÉE DU SOMMEIL ?

Chez les jeunes enfants, le temps doit se partager entre la nourriture et le sommeil.

1° On ne doit, sous aucun prétexte, exciter sans raison l'attention des enfants pour les promener ou leur donner à boire.

2° Un enfant qui ne s'endort pas après avoir bu doit avoir, soit des coliques, soit diverses incommodités, qu'on devra rechercher avec soin.

3° On ne doit jamais donner le sein pour endormir un enfant quand il vient déjà de boire ; on lui procure une indigestion qui produit des coliques.

4° Chez l'adolescent, la durée du sommeil doit être de 8 à 10 heures.

Chez l'adulte, il doit être de 6 à 8 heures.

Chez le vieillard, 6 heures suffisent.

QUELS SONT LES INCONVÉNIENTS D'UN SOMMEIL PROLONGÉ ?

Un sommeil trop prolongé alourdit les fonctions, rend apathique, donne des maux de tête, dus probablement aux diverses émanations contenues dans l'air où l'on se trouve.

Chez le vieillard, il prédispose à des congestions cérébrales.

C'est, en somme, une très-fâcheuse habitude de dormir trop longtemps.

QUEL EST LE MOMENT LE PLUS FAVORABLE POUR LE SOMMEIL ?

C'est la nuit ; le sommeil du jour ne remplace jamais celui de la nuit.

Dans le jour, le sommeil est toujours moins profond ; il repose beaucoup moins.

DES BOISSONS

QU'EST-CE QUE LA SOIF?

C'est une sensation analogue à la faim.

VARIE-T-ELLE SELON LES CAS?

Elle varie :

1° *Selon les âges :* L'enfant a besoin de boire beaucoup; les aliments doivent être pris sous forme liquide (lait); l'estomac, à cet âge, ne peut supporter de substances solides, *vu son extrême délicatesse.*

Chez le vieillard, la sensation devient moins impérieuse; elle a besoin d'être moins souvent satisfaite.

2° *Selon le sexe :* Chez les femmes, le besoin de boire est moins fréquent; il en est qui ne semblent jamais éprouver ce besoin, et qui ne boivent qu'aux repas pour délayer légèrement leurs aliments.

QUELLES SONT LES RÈGLES HYGIÉNIQUES APPLICABLES A LA SOIF?

1° Il faut fournir au travail de la digestion la quantité nécessaire de liquides.

2° Il faut satisfaire ce besoin toutes les fois qu'il est impérieux.

COMMENT LES BOISSONS SONT-ELLES UTILES A L'HOMME?

1° Par leur action sur la digestion.

2° En redonnant au sang l'eau qu'il a perdu par l'évaporation pulmonaire ou cutanée.
3° Par leur action nutritive et calorifique.

QUELLE EST L'ACTION DES BOISSONS SUR LA DIGESTION ?
C'est une double action mécanique et chimique.
1° Toutes les boissons délayent les aliments, condition indispensable à la digestion (action mécanique).
2° Certaines boissons favorisent chimiquement la digestion : telles sont les boissons fermentées et gazeuses (action chimique).

TOUTES LES BOISSONS SONT-ELLES NUTRITIVES?
Les boissons sucrées ou fermentées sont nutritives.
La bière est une des boissons fermentées les plus nutritives.

LES BOISSONS SONT-ELLES UTILES EN DEHORS DES REPAS?
En hiver, les boissons alcooliques, à doses modérées, permettent de lutter contre le froid extérieur.
En été, les boissons rendent au sang l'eau soustraite par l'évaporation active qui s'opère à la surface du poumon et de la peau.

QUELLES SONT LES DIFFÉRENTES BOISSONS DONT L'HOMME PEUT FAIRE USAGE?
Les boissons aqueuses, comme l'eau;
Les boissons alcooliques, comme le vin;
Les boissons aromatiques, comme le café;
Les boissons acides, comme l'eau de seltz.

QU'APPELLE-T-ON UNE EAU POTABLE?
C'est une eau qui présente des qualités qui la rendent propre à l'alimentation.

QUELLES SONT LES QUALITÉS D'UNE BONNE EAU POTABLE?
Une eau potable doit être limpide, sans couleur, sans

odeur, d'une saveur fraiche; si elle est louche, colorée, odorante, si elle a une saveur peu agréable, elle doit être rejetée; une bonne eau doit encore bien cuire les légumes et dissoudre le savon.

QUELLES SONT LES EAUX QUI REMPLISSENT LE MIEUX CES CONDITIONS?

Les eaux de source et de rivière.

Les eaux de puits, à Paris, sont dures, cuisent mal les légumes et ne peuvent dissoudre le savon; de plus, elles contiennent souvent, comme les eaux d'étangs, des matières organiques en décomposition, tels que des débris de végétaux ou d'animaux morts.

Les eaux de fleuve, au voisinage et surtout en aval des villes, sont souillées par les eaux ménagères et des produits impurs de toutes sortes.

Les eaux de pluie, de neige ne contiennent pas les principes solides et gazeux qui doivent entrer normalement dans une bonne eau potable.

Les eaux de citerne bien aérées sont pourtant d'un bon usage.

LE FILTRAGE DES EAUX EST-IL NÉCESSAIRE?

Evidemment. L'eau contient souvent des larves d'animaux, des insectes, des œufs ou spores, dont la présence dans l'estomac donne souvent lieu aux accidents les plus graves.

De là, la nécessité de filtrer dans les habitations des villes l'eau que l'administration fournit et qu'elle a déjà eu presque toujours la précaution de filtrer.

Mais cette nécessité devient plus grande encore, lorsqu'on boit dans la campagne de l'eau d'étangs ou de mare, qui peut contenir des éléments nuisibles.

On ne devra s'en servir qu'après l'avoir passée *au moins à travers un mouchoir.*

QUELLES SONT LES RÈGLES HYGIÉNIQUES RELATIVES A L'EAU?

1° L'homme doit boire dans l'espace de 24 heures une quantité modérée d'eau (1 litre environ).

2° Il devra éviter, lorsqu'il a chaud, de boire une trop grande quantité d'eau à la fois; on a vu des accidents nerveux de la plus haute gravité se déclarer instantanément chez des individus qui, au retour d'une longue course, venaient d'absorber une quantité exagérée d'eau.

3° Lorsque le corps est en sueur, l'eau ingérée ne devra jamais être froide; des accidents de tétanos, des syncopes, la mort instantanée en sont souvent la conséquence; d'autres fois, des fluxions de poitrine, des crachements de sang, des vomissements, le choléra en temps d'épidémie.

4° On devra toujours, pour éviter ces accidents, ajouter quelque substance étrangère à l'eau, boire à petites gorgées, en échauffant le liquide dans la bouche, manger en même temps et mieux avant quelque aliment solide.

QUELLES SONT LES DIFFÉRENTES BOISSONS ALCOOLIQUES DONT L'HOMME FAIT USAGE?

Ce sont les vins, les eaux-de-vie, la bière, les liqueurs distillées.

QUELLE EST L'ACTION SUR L'ORGANISME DU VIN PRIS A DOSE MODÉRÉE?

Il excite doucement, soutient le corps.

COMMENT DOIT-ON PRENDRE LE VIN?

On doit le prendre mélangé d'eau dans la proportion de 2/3 d'eau pour 1/3 de vin.

QUELLE DOIT EN ÊTRE LA DOSE?

Environ 150 à 200 grammes.

DOIT-ON EN PRENDRE ENTRE LES REPAS?

Jamais; si ce n'est les ouvriers qui font des travaux pénibles; dans ce cas, ils devront en prendre fort peu et le mélanger fortement avec de l'eau.

L'AGE ET LE SEXE MODIFIENT-ILS LES RÈGLES HYGIÉNIQUES RELATIVES AU VIN?

Oui; l'enfant peut s'en passer de même que la femme, en raison de leur vie moins active.

Le vieillard doit en prendre davantage que l'homme adulte pour stimuler plus fortement ses fonctions digestives.

DOIT-ON BOIRE AUTANT DE VIN EN ÉTÉ QU'EN HIVER?

Non; en été, le corps n'a pas besoin d'être stimulé comme en hiver. Le vin amènerait une excitation qui pourrait être nuisible. En hiver, le vin permet de lutter contre le froid.

QUELLE EST LA VALEUR HYGIÉNIQUE DE LA BIÈRE?

La bière est une boisson saine, agréable, nourrissante, que l'hygiène doit recommander toutes les fois qu'elle peut être supportée par l'estomac. C'est une boisson *précieuse qui peut remplacer avantageusement le vin.*

QUELLE EST LA VALEUR HYGIÉNIQUE DE L'EAU-DE-VIE?

A dose très-modérée, l'eau-de-vie stimule doucement la digestion. Son usage doit être surtout conseillé aux vieillards à la fin de leur repas; en aucune autre circonstance, on ne doit en prendre.

Les enfants doivent absolument s'en abstenir.

On ne saurait trop s'élever contre cette funeste habitude de boire l'eau-de-vie le matin, à jeun, pour *tuer le ver* ou *chasser le brouillard*, comme on dit vulgairement.

Cette habitude est absolument contraire à l'hygiène; elle coûte à l'ouvrier son argent et sa santé.

Par quoi peut-on remplacer le funeste petit verre?

Par une bonne soupe chaude ou, mieux encore, un verre de café noir.

Que doit-on penser des autres liqueurs alcooliques, telles que l'absinthe, le vermouth, le bitter?

Ce sont des liqueurs désastreuses pour l'homme, inventées pour satisfaire le goût dépravé des ivrognes, et que rendent encore plus nuisibles les falsifications dont elles sont chaque jour l'objet.

Quels sont les accidents causés par l'abus des boissons alcooliques?

1° *L'ivresse*, cette honteuse dégradation de l'homme.

2° *La décadence morale* de l'individu qui s'y adonne. Les actions perdent de leur sûreté, les conceptions deviennent lentes et difficiles, les idées deviennent confuses, le jugement et la mémoire se perdent.

3° *La décadence physique* de l'individu, qui termine souvent sa vie dans les asiles d'aliénés.

4° *La ruine physique de sa descendance.* Les enfants issus d'un père alcoolique apportent en naissant une constitution faible, la scrofule, le rachitisme, les convulsions, la folie, l'épilepsie, l'idiotie.

La plupart des cas de folie sont dus à l'ivrognerie; la plupart des enfants idiots qu'on admet chaque jour dans les asiles sont le plus souvent les fils de parents alcooliques.

Quelles sont les principales boissons aromatiques?

Le café, le thé et le chocolat.

Quelle est la valeur hygiénique du café?

1° Il est très-nutritif; le café au lait représente 6 fois plus de substances solides et 3 fois plus d'aliments de réparation que le bouillon de bœuf;

2° Il stimule les fonctions de l'estomac, active la digestion;

3° Il vivifie l'organisme en le réchauffant, et prépare le mieux l'homme, qui est obligé de travailler en plein air, aux intempéries de l'atmosphère;

4° A dose modérée, il produit souvent l'insomnie;

5° A dose plus élevée, il procure un léger sommeil.

Le café au lait peut-il être nuisible?

Oui, lorsque l'infusion est forte et chargée de chicorée; ce dernier produit par son astringence des effets fâcheux sur l'estomac (maux d'estomac rebelles); autrement, son usage est des plus favorables, et il n'a pas alors sur les femmes *l'action qu'on lui prête généralement.*

Quelle est la valeur hygiénique du thé?

Le thé peut être pris en l'associant au lait comme le café; il est plus facilement digéré, mais nourrit moins; le soir, on peut le prendre avantageusement deux ou trois heures après le repas.

Il est stimulant comme le café; à doses élevées, il invite au sommeil.

Quelle est la valeur hygiénique du chocolat?

Lorsqu'il est bien fabriqué, il nourrit bien, mais il est moins facilement digéré que le thé et le café.

Quelles sont les principales boissons acides?

L'eau de seltz, les limonades, etc.

Quelle en est la valeur hygiénique?

L'eau de seltz favorise le travail de la digestion; mais les limonades doivent être prises avec grande modération, car elles irritent facilement l'estomac et produisent la diarrhée.

On devra surtout conseiller l'eau de seltz, pendant les grandes chaleurs, aux vieillards, aux femmes, dont les digestions sont laborieuses, jamais aux enfants.

HABITATIONS

Quelles sont les conditions que doit remplir une habitation salubre ?

1° Il n'y faut pas d'humidité : la lumière doit pouvoir y pénétrer librement ;

2° Il faut que les causes de viciation de l'air soient le plus possible éloignées, et que l'air puisse s'y renouveler aisément.

Quels accidents peut amener l'absence de ces conditions ?

La scrofule, les maladies de poitrine, le rachitisme, les maladies chroniques de toute espèce.

Quelles sont les causes d'humidité d'une habitation ?

1° La fraîcheur des récentes constructions prédispose au développement du rhumatisme chez les gens qui *sèchent* les plâtres, comme on dit.

Les vertiges, les maux de tête qu'éprouvent les personnes qui habitent des logements récemment peints, ne sont pas dus à l'empoisonnement par le plomb qui entre dans la composition des couleurs, mais à l'action nuisible des vapeurs de l'essence de térébenthine.

Cette action se fait surtout sentir la nuit lorsque les chambres sont closes.

2° L'habitation des rez-de-chaussées et des sous-sols dans des rues étroites et humides, sur des cours petites et privées d'air.

Les loges de concierge, les arrières-boutiques, quant au plus grand nombre se trouvent sous ce rapport dans de mauvaises conditions hygiéniques.

3° La nécessité de faire sécher le linge dans les appartements.

QUELS SONT LES ÉTAGES LES PLUS SAINS D'UNE MAISON D'HABITATION ?

Ce sont les étages supérieurs : car à mesure qu'on s'élève, l'humidité disparaît, l'air devient plus sec; la lumière y pénètre librement.

QUELLES SONT LES CAUSES DE VICIATION DE L'AIR DES HABITATIONS ?

Les principales sont :

1° Le peu d'élévation des plafonds, comme dans les entre-sols;

2° Les dimensions de l'habitation comparées au nombre exagéré d'individus vivant dans la même pièce ;

3° Le défaut de ventilation ;

4° Le mode de chauffage ;

5° Le mode d'éclairage ;

6° Les fleurs, les animaux dans les appartements ;

7° L'absence d'endroit spécial pour la préparation des aliments.

CES DIVERSES CAUSES VICIENT-ELLES L'AIR DE LA MÊME MANIÈRE ?

Identiquement, et voici comment :

L'air à l'état normal est composé de deux gaz : 1° un gaz indispensable à la vie, *l'oxygène* qui pénètre dans le sang par l'intermédiaire des poumons ; 2° un gaz inerte, *l'azote*, qui ne sert qu'à tempérer l'action trop énergique de l'oxygène.

Or les diverses causes précédemment énumérées agissent toutes en enlevant à l'air son principe utile l'oxygène, et en lui substituant un gaz nuisible *l'acide carbonique*.

Ce gaz, par son accumulation dans les pièces d'appartement, est un dangereux et constant ennemi pour l'individu.

Mais, de plus, quand l'air perd de son oxygène et qu'il se charge d'acide carbonique, c'est que son renouvellement est insuffisant; il se charge alors de toutes les émanations animales et de tous les germes nuisibles qui les accompagnent.

QUELLES DIMENSIONS DOIT AVOIR UNE PIÈCE D'HABITATION PAR RAPPORT AU NOMBRE D'INDIVIDUS QUI L'HABITENT ?

L'homme adulte consomme par heure la quantité d'oxygène contenue dans 10 mètres cubes d'air. Si l'individu couche dans la chambre, le temps moyen du sommeil étant de 7 à 8 heures, la pièce doit cuber environ 70 ou 80 mètres cubes d'air, nombre qu'il faut multiplier par autant de fois d'unités qu'il y a d'individus à l'habiter.

Cette capacité énorme que devraient avoir les pièces d'habitation peut étonner quand on pense à la salubrité évidente de pièces petites et habitées néanmoins par plusieurs individus.

Il faut remarquer qu'on ne parle ici que de pièces non ventilées, et généralement elles sont presque toutes disposées pour une ventilation naturelle, c'est-à-dire le remplacement de l'air vicié par l'air pur venu du dehors.

Plus l'individu est fort, plus il résistera au défaut de ventilation; la femme résiste beaucoup moins.

QUEL EST LE MODE DE VENTILATION NATURELLE DES PIÈCES D'HABITATION ?

La ventilation s'exerce par les portes et les cheminées; le mieux est donc, pour qu'elle soit complète, que les portes soient placées en face des cheminées.

1° Toute pièce d'habitation n'ayant pas de cheminée serait une pièce insalubre, puisqu'elle ne pourrait pas se ventiler, si l'air ne s'y renouvellait pas par les joints des portes et des fenêtres, qu'il faut éviter de calfeutrer.

2° Toute pièce ayant une cheminée, mais dans laquelle la porte ou la fenêtre n'est pas placée en face de celle-ci, est moins salubre.

3° Toute pièce ayant une cheminée et une porte placée en face, mais dans laquelle la porte ou la cheminée sont hermétiquement fermées, n'est pas une pièce salubre.

QUEL EST L'INCONVÉNIENT DES ALCOVES ET DES RIDEAUX DE LIT ?

Le renouvellement de l'air s'y fait mal. L'air est rapidement vicié ; autant que possible, on ne doit pas coucher dans des alcôves profondes ; les rideaux de lit doivent être relevés la nuit.

En tout cas, ouvrir la fenêtre pendant toute la journée, si on la passe ailleurs, et au moins pendant quelques heures pour renouveller l'air.

QUELS SONT LES PRINCIPAUX MODES DE CHAUFFAGE ?

Le poêle, la cheminée, le calorifère.

QUEL EST LE PRINCIPE GÉNÉRAL DE LA COMBUSTION DES CORPS ?

Tout corps qui brûle prend à l'atmosphère dans laquelle il se trouve la quantité d'oxygène nécessaire à sa combustion, et renvoie dans la même atmosphère une quantité équivalente d'acide carbonique.

Quelle est la valeur hygiénique du poêle ?

Le poêle est un bon moyen de chauffage, mais il faut que l'issue de l'air soit suffisante.

Si le combustible ne trouve pas un tirage suffisant, il viciera l'air de la chambre, et y renverra de l'acide carbonique et de l'oxyde de carbone.

L'air tend à se dessécher : on remédiera à cet inconvénient en plaçant un vase d'eau sur le poêle ; ce procédé permet de restituer à l'air son degré d'humidé.

Mais il est important de savoir que le vase doit, pour être utile, avoir à peu près la largeur du poêle; autrement, la quantité de vapeur dégagée n'est pas suffisante.

Quelle est la valeur hygiénique du calorifère ?

C'est un mode excellent de chauffage : mais il détermine souvent une température trop élevée qui n'est pas sans danger, surtout pour les vieillards, et fournit de l'air trop sec. On peut y remédier par une ventilation convenable d'air humide.

Quelle est la valeur hygiénique de la cheminée ?

C'est le mode de chauffage le plus simple et aussi le plus sain.

Ce moyen présente deux inconvénients :

1° *Les 9/10e de la chaleur sont perdus ;* on y remédie : 1° par les bouches de chaleur ; 2° en plaçant au fond de la cheminée une plaque métallique et luisante.

2° *La fumée :* il faut en regarder l'effet sur l'homme comme nuisible; elle produit des maux de tête et quelquefois des bronchites opiniâtres; il faudra toujours sacrifier la chaleur produite en établissant un courant d'air suffisant.

Peut-il survenir des accidents d'asphyxie par l'emploi de ces différents modes de chauffage ?

Oui, mais dans le cas seulement où l'on vient à fermer la clef d'un poêle ou d'un calorifère qui contient encore de la braise allumée; l'air brûlé ne trouvant plus d'issue dans la prise d'air qui est interceptée, se répand dans l'appartement et y porte de l'acide carbonique et de l'oxyde de carbone. L'asphyxie dès lors est imminente.

Comment l'éclairage peut-il vicier l'air ?

Tous les corps qui brûlent vicient l'air où ils se trouvent en lui prenant son oxygène, et en le remplaçant par de l'acide carbonique et de l'oxyde de carbone, si la combustion est incomplète.

Il faut donc diviser les corps qui brûlent en deux catégories :

1° Les corps dont la combustion est complète ;

2° Ceux dont la combustion est incomplète.

Pour les premiers, le résultat de la combustion ne sera, à peu de chose près, que de l'acide carbonique.

Pour les deuxièmes, outre l'acide carbonique, la combustion incomplète fournira des gaz et des vapeurs plus ou moins nuisibles et différents suivant le combustible employé.

Que devra-t-on choisir comme combustibles pour l'éclairage ?

Les corps dont la combustion sera aussi complète que possible.

Quels sont les corps dont la combustion est assez complète ?

Les bougies, les huiles.

Quels sont les corps dont la combustion est incomplète ?

1° La chandelle faite à la graisse de mouton ou de bœuf qui procure de la fumée, indice d'une combustion incomplète.

2° Les résines.

PEUT-ON RENDRE ARTIFICIELLEMENT COMPLÈTE LA COMBUSTION D'UN CORPS QUI, LIVRÉ A LUI-MÊME, BRULE INCOMPLÈTEMENT ?

Oui, et par le procédé d'Argaud qui consiste : 1° dans l'emploi de verres qui activent la combustion en établissant autour de la mèche un rapide courant d'air ; 2° dans l'emploi de mèches creuses, qui établissent également un courant d'air dans l'intérieur de la mèche. L'huile qui imprègne la mèche se trouve placée par ce moyen entre deux courants d'air et brûle aussi complétement que possible.

QUELS ACCIDENTS PEUVENT ENTRAINER POUR L'INDIVIDU UN MAUVAIS ÉCLAIRAGE ?

Des maux de tête, le vertige, un commencement d'asphyxie.

COMMENT DEVRA-T-ON ATTÉNUER LES INCONVÉNIENTS DE TOUT ÉCLAIRAGE BON OU MAUVAIS ?

Par une ventilation fréquente.

QUE DOIT-ON PENSER DE L'HUILE DE PÉTROLE ?

L'huile de pétrole constitue un bon moyen d'éclairage en ce sens qu'elle fournit une flamme très-éclairante; mais elle s'enflamme très-facilement. On devra employer cette substance avec beaucoup de prudence, et suivre les principales prescriptions suivantes indiquées par le conseil d'hygiène et de salubrité.

1° On ne devra faire usage que de l'huile rectifiée, moins inflammable que l'huile brute ;

2° Elle sera conservée dans des bidons en fer blanc fermés par un bouchon de métal à l'aide d'un pas de vis ;

3° Le pied de la lampe sera large et pesant pour donner de la stabilité à la lampe ;

4° Quand on versera de l'huile dans le récipient, on aura soin de faire cette opération le jour, ou si l'on est contraint de la faire la nuit, on se tiendra éloigné de toute substance en combustion ;

5° Pour éteindre, il faut baisser graduellement la mèche, puis souffler, afin d'éviter que la mèche enflammée ne tombe dans le récipient ;

6° Il ne faudra jamais oublier de baisser préalablement la mèche ; une explosion, surtout dans les lampes à large mèche, peut en être la conséquence.

QUEL EST LA VALEUR HYGIÉNIQUE DU GAZ D'ÉCLAIRAGE ?

Le gaz doit être exclusivement réservé aux endroits où le renouvellement de l'air est actif.

On ne doit pas l'employer dans les pièces d'habitation.

Le séjour continuel dans un lieu où brûle du gaz d'éclairage détermine de la toux, favorise l'étiolement et le développement des maladies de poitrine, amène une fatigue considérable des yeux contre laquelle on peut il est vrai lutter, en employant des conserves bleues ou noires.

QUE FAUT-IL PENSER DU FLAMBAGE POUR RECONNAITRE LES FUITES ?

C'est un procédé très-dangereux, qui peut amener des explosions ; il doit être rigoureusement proscrit.

COMMENT LES PLANTES PEUVENT-ELLES VICIER L'AIR ?

1° *Par les fleurs* qui répandent des odeurs qui peuvent agir d'une façon très-fâcheuse sur l'organisme en produisant des maux de tête, des vertiges, des pertes de connaissance.

2° *Par les parties vertes et les tiges* qui prennent à l'air, *durant la nuit seulement,* son oxygène pour lui donner de l'acide carbonique.

En plein jour, la présence des plantes vertes dans les appartements est favorable, car sous l'influence de la lumière du soleil, elles absorbent l'acide carbonique et renvoient de l'oxygène.

COMMENT LES ANIMAUX VICIENT-T-ILS L'AIR ?

Par la respiration, ils contribuent à diminuer notre provision d'oxygène.

Y A-T-IL QUELQUE INCONVÉNIENT A FAIRE LA CUISINE DANS LES PIÈCES D'HABITATION ?

1° La quantité d'oxygène consommée par la combustion du charbon de bois à l'air libre, et surtout le dégagement d'un gaz éminemment délétère, *l'oxyde de carbone*, exposent à l'asphyxie.

Les fourneaux portatifs qui n'ont pas de prise d'air offrent donc de grands dangers.

2° Les émanations diverses résultant de la cuisson des aliments est une cause fâcheuse de viciation de l'air.

LES BAINS

Est-il nécessaire de prendre des bains?

Oui, pour débarrasser la peau des produits qui y sont versés continuellement et qui, s'accumulant sans cesse, produisent, en se mélangeant aux poussières de l'air, un enduit qui empêche la peau de remplir les deux fonctions qui lui sont dévolues : *Fonction de sensibilité. Fonction de respiration.*

Les bains remplissent, comme on le voit, les fonctions du linge de corps : plus on change fréquemment de linge de corps, moins on a besoin de bains; moins on en change, plus il en faut prendre.

Les bains n'ont-ils que ce but?

Non; les bains froids, pris en été, stimulent les diverses fonctions, rafraîchissent, développent les muscles par la natation, et l'on ne saurait trop en conseiller l'emploi.

Qu'est-ce que les ablutions; quelle en est la valeur hygiénique?

L'ablution consiste dans le simple lavage à l'eau froide au moyen d'une éponge.

Pour bien apprécier la valeur de ce moyen, il faut faire la différence de ce qu'on entend par *l'hygiène de préservation* et *l'hygiène d'endurcissement.*

Or l'hygiène ne doit pas se borner à indiquer les règles propres à préserver l'individu des agents qui peuvent lui nuire, mais encore à lui indiquer les moyens de s'endurcir.

Cette dernière hygiène est la meilleure.

S'endurcir, n'est-ce pas se préserver?

L'usage des ablutions se rapporte à l'hygiène d'endurcissement.

Il faut endurcir l'homme, et pour y arriver, il faut le prendre dès le berceau, et l'un des moyens de l'endurcir et de lui donner une constitution forte et robuste est de lui faire des ablutions.

Le corps de l'enfant est facile à impressionner; on ne lui donnera d'abord que des ablutions à l'eau tiède; plus tard on en arrivera à l'eau froide.

Il devra, pour bénéficier des avantages de cette méthode, surtout s'il est délicat, continuer dans son enfance, dans l'âge adulte, toute sa vie même, et durant toutes les saisons.

Le médecin devra, du reste, toujours être consulté sur l'opportunité de ces ablutions, qui pourraient nuire à certains tempéraments par trop débiles. Pour ceux-là, l'hygiène d'endurcissement ne peut avoir de prise; l'hygiène de préservation est la seule praticable.

Quelles sont les règles relatives a l'usage des bains froids?

1° Le bain devra être accompagné de l'exercice de la natation nécessaire à la réaction. Sa durée ne devra pas excéder 10 à 15 minutes.

2° Il devra être suivi d'une réaction rapide, sinon l'usage des bains froids devra être rejeté.

Quelles sont les règles relatives aux bains tièdes chez les jeunes enfants?

1° Les bains devront être très-fréquents et très-courts.

2° Pour qu'ils ne soient pas suivis de refroidissement, on essuiera l'enfant avec des linges chauds et on le recouchera pendant quelques instants.

QUELLE DOIT ÊTRE LA FRÉQUENCE DES BAINS CHAUDS CHEZ L'ADULTE?

Les bains devront être pris *tous les huit jours* environ.

Les bains trop longs sont une cause d'affaiblissement, et rendent le corps accessible à toutes les influences extérieures (froid, humidité, etc.).

QUELLE EST LA NATURE DES BAINS QUI CONVIENNENT AUX VIEILLARDS?

Les bains tièdes seulement.

La réaction n'est jamais bien franche chez eux à la suite des *bains froids.*

Les *bains trop chauds* peuvent produire des congestions cérébrales.

QUE DOIT-ON PENSER DES BAINS FROIDS CHEZ LES FEMMES?

C'est une excellente habitude qu'on ne saurait trop encourager, surtout chez les femmes à constitution délicate.

LES BAINS DOIVENT-ILS ÊTRE PLUS FRÉQUENTS DANS CERTAINES PROFESSIONS?

Oui, dans les professions où des poussières sont susceptibles de se fixer sur la peau, et ces professions sont nombreuses; tels sont les ouvriers qui travaillent les métaux, les chapeliers, les mégissiers, les teinturiers, les égouttiers, les vidangeurs, etc.

Dans ces divers cas, le bain peut être remplacé par des ablutions à l'éponge mouillée. Une dépense d'un ou deux centimes d'eau suffit pour assurer chaque jour le bien-être et la santé.

QUELS SONT LES SOINS DU CORPS QUE DEVRA PRENDRE LA MÈRE POUR SON ENFANT?

1° Elle devra entretenir le corps de son enfant dans un grand état de propreté, surtout la tête, et devra fréquemment le changer de linge.

Elle devra lutter contre ce préjugé populaire qui veut respecter les croûtes qui se trouvent si souvent sur la tête des enfants et auxquelles on a donné le nom de chapeau (1).

On ne devra pas davantage entretenir les gourmes, de parti pris, sur la tête des enfants plus âgés, ces gourmes sont presque toujours accompagnées de vermine.

On devra, *dans tous les cas*, consulter le médecin *qui, seul, pourra décider*.

2° La mère devra plus tard indiquer à sa fille, surtout vers l'âge de la puberté, qu'il est des soins intimes de toilette qu'elle ne pourra jamais négliger, *en dépit des préjugés et des conseils extérieurs*. Ces soins sont souvent la sauvegarde de sa santé.

(1) C'est un mélange des produits de sécrétion de la peau avec les poussières de l'air; on ne doit en aucun temps les respecter et céder au préjugé. Elles amènent souvent de la vermine.

DES VÊTEMENTS

POURQUOI L'HOMME A-T-IL BESOIN DE SE COUVRIR?

Par décence et pour l'hygiène, afin d'échapper aux influences physiques nombreuses auxquelles il est exposé.

QUELLES SONT LES QUALITÉS QU'ON DOIT RECHERCHER POUR UN BON VÊTEMENT?

1° La substance de l'étoffe doit retenir la chaleur du corps; les substances qui remplissent le mieux ces conditions sont la soie et surtout la laine; on pourrait encore citer les fourrures et les peaux.

Le coton (calicot et indienne), le lin (toiles et batistes) ne sauraient convenir que pour les grandes chaleurs.

2° Le tissu doit être mou, épais et lâche; *plus il remplit ces conditions, plus il est chaud.*

3° Les tissus blancs retiennent mieux la chaleur que les tissus colorés; ce fait, applicable seulement aux enfants, a néanmoins son importance.

L'AGE ET LE SEXE INFLUENT-ILS SUR LE CHOIX ET LA QUANTITÉ DE VÊTEMENTS?

Les jeunes enfants se refroidissent vite, et le moindre refroidissement peut causer chez eux de graves inconvénients, souvent la mort; on devra employer pour eux des vêtements suffisamment chauds, de langes faits de laine moelleuse.

A ce sujet, on ne saurait trop lutter contre deux fatales habitudes : *la première*, de sortir trop tôt les enfants qui ne peuvent résister aux variations de l'atmosphère.

Il faudra surtout craindre le froid humide et le vent qui, chez eux comme chez les adultes, amènent des rhumes de cerveau (coriza), des angines, des fluxions de poitrine ou des bronchites.

Ces accidents sont particulièrement graves chez les jeunes enfants, qu'ils empêchent de téter et exposent à l'asphyxie.

On ne devra jamais faire sortir l'enfant avant le quinzième jour.

La deuxième, de serrer les enfants dans des maillots et de leur envelopper la tête pour obvier à cet inconvénient. L'enfant respire moins, sa résistance au froid devient moindre.

Le vieillard se rapproche de l'enfant; sa résistance au froid est moindre; il doit faire usage de vêtements souples et épais.

Les femmes offrent également moins de résistance au froid que les hommes. On ne saurait trop les engager, surtout en hiver, à résister aux exigences absurdes de la mode.

On devra couvrir davantage les petites filles, leur donner le plus possible des vêtements de laine blanche, des fourrures, etc.

Quelle est l'utilité des coiffures chez les jeunes enfants ? Quelles conditions hygiéniques doivent-elles remplir ?

La tête des enfants est molle ; les os qui entourent le cerveau, cet organe si important, sont encore flexibles; la moindre chute peut causer la mort.

La tête des enfants doit être garnie de bourrelets à baleines flexibles pour prévenir les coups sur la tête ; ils ne devront pas comprimer le front ; cette compression amène des déformations et peut avoir de fâcheuses conséquences.

QUELLES CONDITIONS DOIVENT REMPLIR LES COIFFURES DES ENFANTS UN PEU PLUS AVANCÉS EN AGE ET DES ADULTES ?

1° La coiffure doit être légère ; l'air doit pouvoir circuler dessous aussi librement que possible ; l'oubli de cette règle peut amener des congestions cérébrales, surtout chez les enfants.

2° Elle doit recouvrir complétement la tête, préserver les yeux de l'action du soleil, protéger les oreilles, ne pas comprimer le front.

QUELLE EST L'UTILITÉ DES FOULARDS CACHE-NEZ ?

Ces foulards ne laissent entrer l'air dans la bouche et le nez qu'après l'avoir échauffé et lui avoir enlevé l'excès d'humidité qui peut amener des irritations et favoriser le développement des maladies de poitrine chez les personnes prédisposées. C'est une habitude qu'on ne saurait trop encourager.

L'HABITUDE DE PORTER DES CRAVATES EST-ELLE BONNE AU POINT DE VUE DE L'HYGIÈNE ?

Non ; les cravates rendent le cou très-impressionnable ; *leur oubli expose à des angines*. Les peuples qui n'en portent pas sont bien moins exposés que nous à ces affections.

QUELLES CONDITIONS DOIT REMPLIR UNE BONNE CRAVATE ?

Elle doit être souple et chaude ; les cravates dures gênent la circulation et exposent les vieillards à des congestions cérébrales.

QUELLE EST L'UTILITÉ DU LINGE DU CORPS?

Le linge de corps permet à la peau de remplir ses fonctions :

1° La peau est chargée de la fonction de sensibilité;

2° La peau respire; une certaine quantité d'acide carbonique s'échappe par ses pores.

Pour conserver à la peau sa souplesse, la nature a ménagé à sa surface l'écoulement d'un liquide onctueux (*matière sébacée*).

Cette sorte de graisse se mélange naturellement aux poussières de l'atmosphère et aux parties solides qui proviennent de l'évaporation de la sueur.

Ce mélange forme une sorte d'enduit (crasse) qui gêne les fonctions de la peau, en émoussant sa sensibilité et en abolissant sa fonction de respiration.

Bien des maladies sont dus à l'abolition de cette dernière fonction chez les gens malpropres.

Le linge de corps a pour but d'absorber l'excès de matière sébacée au fur et à mesure de son écoulement, et de s'opposer ainsi à la formation de la crasse.

Il agit comme les bains.

QUELLES SONT LES RÈGLES HYGIÉNIQUES APPLICABLES AU LINGE DE CORPS?

1° Il ne doit pas se borner au tronc et aux membres supérieurs (chemise), mais aux membres inférieurs (caleçon) et aux pieds (bas et chaussettes).

2° Il ne doit pas être léger, car il ne pourrait tout absorber; ni trop épais, il irriterait la peau.

3° Le changement du linge doit être fréquent, deux ou trois fois par semaine, car : 1° lorsqu'il est imprégné des produits qui se répandent à la surface de la peau, il ne peut plus absorber et devient inutile; 2° lorsqu'il est complétement imprégné (linge sale), il peut irriter la peau et produire des dartres (eczéma); ces dartres se rencontrent très-souvent chez les individus malpropres, résistent à toutes les pommades, ne cèdent qu'à l'hygiène.

4° La chemise doit être différente le jour et la nuit.

Pendant la nuit, la chemise de jour abandonne par l'évaporation les parties liquides qu'elle contient, et redevient le lendemain apte à son usage.

Les draps remplissent les usages du linge de corps.

QUELLES SONT LES RÈGLES A OBSERVER POUR L'EMPLOI DES PANTALONS?

1° Ils ne doivent pas être trop larges; les pantalons trop larges laissent passer l'air et ne protégent pas suffisamment les membres inférieurs de l'action du froid et de l'humidité.

2° Ils doivent être retenus uniquement par des bretelles; les ceintures serrées gênent la respiration, entravent la digestion, prédisposent aux hernies et quelquefois aux congestions cérébrales.

QUEL EST L'INCONVÉNIENT DES JARRETIÈRES SERRÉES?

Elles gênent la circulation des membres inférieurs et prédisposent aux varices (grosses veines bleues), qui souvent s'ouvrent, laissent couler du sang et amènent des ulcères difficiles à guérir.

QUELLES SONT LES RÈGLES HYGIÉNIQUES DE L'HABILLEMENT?

1° Les habits doivent être en drap l'hiver, en drap léger pendant l'été; c'est la laine qui préserve le mieux des changements brusques de température, si fréquents dans nos pays; ils retiennent la chaleur du corps, dont la disparition brusque peut amener des accidents plus ou moins graves.

2° *La redingote est la meilleure forme d'habit* à employer, surtout en hiver; les pans préservent efficacement le ventre des intempéries de la saison.

3° On ne doit porter la veste en drap que dans le cas où les exigences de la profession l'y obligent.

4° Le pardessus ou le manteau seront employés chaque fois qu'on passera d'un milieu chauffé dans un milieu froid; on évitera ainsi l'influence du changement brusque de température, qui est si souvent mortelle chez les individus prédisposés et les jeunes gens en voie de croissance.

Y A-T-IL AVANTAGE A PORTER DES GANTS?

On évitera, par l'emploi de gants de peau dans les travaux manuels, ces durillons qui sont si souvent le point de départ d'inflammations graves. On préservera souvent la main, durant la saison froide, des engelures et des crevasses qui sont quelquefois si rebelles à guérir.

1° QUELLES SONT LES RÈGLES HYGIÉNIQUES DES CHAUSSURES?

1° Les chaussures devront être solides, mais souples, et jamais courtes ou étroites; on évitera ainsi par la solidité l'action de l'humidité sur les pieds, qui sont des organes généralement très-sensibles; d'autre part, on évitera par la souplesse, la longueur et la largeur, les écorchures, les cors, oignons et durillons, affections si pénibles.

On ne saurait trop lutter contre l'emploi de ces chaussures fines, qui, perméables à l'humidité, déterminent des bronchites, des angines et quelquefois des maladies de poitrine chez les gens prédisposés.

2° L'emploi de hauts talons doit être absolument proscrit; il entraîne des chutes et souvent des entorses graves.

LA FEMME PEUT-ELLE COMBATTRE LA DISPOSITION DÉFECTUEUSE, MAIS NÉCESSAIRE DE SES VÊTEMENTS?

Oui, en portant des caleçons de toile ou de flanelle,

qui entravent l'action de l'air, et peuvent leur éviter bien des maladies spéciales qui ne tiennent le plus souvent qu'à cette cause.

QUELLES SONT LES RÈGLES RELATIVES AU CORSET?

1° Le corset ne doit se porter que vers l'âge de 15 ans;

2° Il doit soutenir et non serrer;

3° Il ne doit pas avoir de lames métalliques.

L'oubli de ces règles amène une gêne de la respiration, des troubles de la digestion, des maux d'estomac.

QUE DOIT-ON PENSER DE L'HABITUDE QU'ONT LES FEMMES DE SE DÉCOLLETER?

Elle est déplorable, engendre une foule de maladies, prédispose aux maladies de poitrine. On ne saurait trop lutter contre cette tendance, *même dans les temps les plus chauds de l'année.*

HYGIÈNE DES PROFESSIONS

Quels sont les dangers inhérents aux diverses professions ?

1° *Les dangers inhérents à la profession elle-même.* Exemple : les professions où l'on manie le plomb sont dangereuses, parce que le plomb est un métal dangereux à manier : peintre en bâtiment, fabrication de la céruse, etc.

2° *Les dangers inhérents aux abus que peuvent entraîner l'exercice de la profession.* — Exemple : les professions pénibles poussent à des excès de boisson qui peuvent causer grand préjudice à ceux qui s'y livrent : débardeurs, charretiers, etc.

Les professions manuelles sont-elles seules dangereuses a exercer ?

Les professions intellectuelles ont aussi leurs dangers :

1° Les savants, les employés, les commis, sont exposés à tous les dangers de la vie sédentaire ;

2° Les médecins sont exposés de leur côté aux chances de contagion des maladies qu'ils sont appelés à soigner ;

3° Les spéculateurs, les hommes d'affaires, les peintres, les musiciens, les sculpteurs, les artistes, payent souvent de leur raison l'exaltation d'imagination nécessaire à leur profession ;

4° L'épuisement de la voix oblige trop souvent les professeurs, les orateurs, les chanteurs, à quitter leur profession.

A QUOI TIENT LE DÉPÉRISSEMENT DES CLASSES OUVRIÈRES DANS LES CITÉS INDUSTRIELLES ?

Ce ne sont pas tant les industries auxquelles les ouvriers se livrent que les conditions hygiéniques déplorables dans lesquelles ils vivent, à savoir les habitations malsaines, la malpropreté, la mauvaise nourriture, les abus de boisson, les excès de tout genre.

QUELLES SONT LES PROFESSIONS LES PLUS DANGEREUSES ?

Ce sont surtout les professions où l'on travaille les matières minérales.

QUELLES SONT-ELLES ? QUELLES SONT LES RÈGLES HYGIÉNIQUES A SUIVRE ?

1° Les ouvriers qui travaillent dans les fabriques de céruse, les peintres en bâtiment, les polisseuses de caractère.

Les ouvriers qui exercent ces professions sont exposés aux accidents causés par les poussières de plomb.

Ce sont surtout des coliques, des douleurs dans les jointures, des paralysies, l'affaiblissement de la vue, l'épilepsie.

Les écarts de régime, la malpropreté, les excès de tous genres, augmentent ces accidents ou en favorisent la production.

Quand ces accidents sont intenses, il est nécessaire d'abandonner la profession.

2° Les chaudronniers, les poéliers, les fondeurs, sont exposés aux accidents rares, il est vrai, causés par les poussières de cuivre.

3° Les doreurs sur métaux, les miroitiers, sont souvent exposés à des accidents sérieux causés par le mercure (gonflement des gencives, chute des dents, tremblement, paralysie).

On ne saurait trop conseiller à ces ouvriers de travailler avec des gants de taffetas ciré, de prendre des bains fréquents, et, en tout cas, de quitter ce métier dès l'apparition des accidents.

4° Les ouvriers qui fabriquent les allumettes chimiques sont exposés à un accident assez fréquent : c'est la nécrose (pourriture) de la mâchoire inférieure qui s'annonce par la chute des dents et la production d'abcès.

5° Les aiguilleurs, les cloutiers, les émouleurs, les couteliers, sont exposés à l'action des poussières irritantes de l'acier et de la pierre.

Ils doivent travailler le plus possible en plein air et ventiler fortement les ateliers de travail.

QUE DOIT-ON PENSER DES PROFESSIONS OU L'ON TRAVAILLE LES MATIÈRES VÉGÉTALES?

Les poussières que l'on respire (coton, tabac en poudre, paille, charbon), amènent des ophthalmies légères, de l'enrouement, des bronchites légères.

Chez les gens prédisposés, ils peuvent amener à la longue des maladies de poitrine.

L'introduction dans l'industrie cotonnière des batteurs ventilateurs, est un grand perfectionnement qui met le batteur à l'abri des poussières.

Il faut, dans tous les cas, ventiler les ateliers de travail en laissant les fenêtres ouvertes.

QUELS SONT LES DANGERS DES INDUSTRIES OU L'ON TRAVAILLE LES MATIÈRES ANIMALES?

Les parcelles de laine, dans les ateliers où l'on travaille cette matière, la soie, produisent les mêmes accidents que la poussière de coton.

Les tanneurs, les corroyeurs, sont exposés aux affections charbonneuses.

Ils devront, le cas échéant, requérir les soins immédiats du médecin et ne pas se confier aux mains des empiriques.

Les vidangeurs peuvent être asphyxiés par le gaz des fosses d'aisances (acide sulfhydrique). Ils devront sortir des fosses dès qu'ils sentiront le moindre malaise ; ils sont exposés aux ophthalmies.

La profession de chiffonnier n'est surtout nuisible à la santé que par l'état de saleté dans lequel vivent les gens qui l'exercent, et par leurs excès.

Ils leur faut des soins de propreté et une bonne hygiène.

Quels sont les règles hygiéniques a suivre dans les professions ou l'on se trouve exposé a l'action de l'humidité pendant le travail de chaque jour ?

Les, égouttiers, les débardeurs, les blanchisseuses, sont, par la nature de leurs occupations, exposés aux rhumatismes, bronchites, et aux affections de poitrine en général.

1° L'emploi de vêtements chauds, de laine, par exemple, est indispensable ;

2° Il faut surveiller avec la plus scrupuleuse attention le développement des accidents causés par l'humidité, pour les combattre aussitôt ;

3° On doit leur conseiller l'usage modéré des boissons alcooliques, qui leur est nécessaire pour lutter contre l'humidité, *mais en proscrire l'abus.*

Quels sont les dangers inhérents aux professions sédentaires des villes ?

Ce sont les dangers de la vie sédentaire dans des milieux le plus souvent confinés, où l'air est malsain et humide, son renouvellement difficile, l'obscurité fréquente.

Il faut engager les ouvriers de ce genre (cordonniers, tailleurs, couturières) à ventiler les locaux où ils travaillent et à sortir le plus souvent possible en plein air.

Quel est le danger des professions qui exigent un grand déploiement de forces musculaires ?

Le danger de ces professions (maçons, menuisiers, charpentiers, mécaniciens, charrons, etc.) réside simplement dans l'abus des boissons alcooliques.

On ne saurait trop engager les ouvriers qui exercent ces professions à suivre sous ce rapport les règles d'hygiène, qui seules peuvent les mettre à l'abri des dangers de l'abus des boissons alcooliques.

Quels sont les inconvénients des professions ou l'on est exposé a une température élevée ?

Ce sont les variations brusques de température qui amènent des maladies aiguës, des fluxions de poitrine, etc.

Les ouvriers boulangers, par exemple, qui travaillent presque nus, devront prendre la précaution, lorsqu'ils sortent, de se couvrir suffisamment pour éviter le brusque changement de température.

DE L'EXERCICE

QUELS SONT LES AVANTAGES HYGIÉNIQUES DE L'EXERCICE ?

L'exercice active les différentes fonctions du corps. Sous son influence, les muscles entrent en action et se développent, la circulation se régularise et s'accélère, les parcelles nutritives sont portées plus rapidement et plus profondément dans l'intimité des tissus, l'assimilation est plus complète, les résidus inutiles des tissus sont plus vite éliminés, la somme d'aliments nécessaires augmente, l'appétit est entretenu, la digestion favorisée, l'air pénètre plus complétement dans les poumons, la température s'élève.

QUELLES SONT LES CONDITIONS D'UN BON EXERCICE?

Il faut qu'il soit complet, que toutes les fonctions soient activées à la fois, et qu'il soit suivi d'un besoin de repos.

QUELS SONT LES INCONVÉNIENTS D'UN EXERCICE INSUFFISANT?

Les fonctions languissent, la circulation se fait mal, l'appétit est moindre, les muscles perdent leur force et leur volume dans l'inactivité, et si l'alimentation est considérable, surtout sous le rapport des féculents, les tissus se pénètrent de graisse, l'embonpoint survient.

QUELS SONT LES INCONVÉNIENTS D'UN EXERCICE EXAGÉRÉ?

L'exercice exagéré active trop les fonctions, la décomposition naturelle des tissus est trop grande; il survient de la courbature, de l'épuisement, et si l'alimentation n'est pas en rapport, et elle ne peut l'être, il survient un amaigrissement rapide.

Les gens qui se surmènent sont aussi exposés à contracter des maladies graves : la fièvre typhoïde et, d'une façon générale, toutes les maladies courantes et épidémiques.

QUELLES DOIVENT ÊTRE LES RÈGLES APPLICABLES A L'EFFORT?

1° Les efforts ne devront jamais être violents ni prolongés.

Les efforts violents et prolongés prédisposent aux hernies, aux congestions cérébrales, à la mort subite par rupture du cœur ou des vaisseaux, à l'asphyxie, par déchirure du poumon.

QUELLE EST LA VALEUR HYGIÉNIQUE DES DIFFÉRENTS EXERCICES?

La marche, le saut, la course, sont d'excellents exercices qui activent également toutes les fonctions : ils fortifient les constitutions débiles, développent les muscles.

L'étude de la danse est excellente pour les jeunes gens faibles et lymphatiques.

L'altération de l'air, l'encombrement des salles de bal en font un mauvais exercice.

L'escrime, la chasse, sauf pour les vieillards, la natation, la navigation (canotage), la gymnastique, *l'emploi des haltères*, constituent également d'excellents exercices dont on ne saurait trop conseiller l'usage.

La lecture à haute voix, le chant, le jeu des instruments à vent, développent les muscles de la bouche, de la gorge et de la poitrine.

On doit surtout les conseiller aux enfants et aux jeunes gens, mais on doit leur en défendre l'abus, qui peut amener des enrouements rebelles et des maladies de poitrine chez ceux qui y sont prédisposés.

Le jeu des instruments à vent ne doit pas être autorisé à de trop jeunes enfants : de graves accidents sont à redouter.

QUELLE EST LA VALEUR HYGIÉNIQUE DU PATINAGE ?

Le patinage est un exercice très-salutaire par l'action tonique qu'il semble exercer sur l'organisme : son action s'affirme par une suractivité imprimée aux fonctions du corps. Il régularise la digestion, rend l'assimilation plus complète, modifie heureusement les constitutions lymphatiques, remédie à l'obésité.

On ne saurait trop vulgariser ce genre d'exercice et favoriser en conséquence le Skating-Rink.

QUELLES SONT LES RÈGLES HYGIÉNIQUES APPLICABLES A L'EXERCICE ?

A tout âge il faut prendre de l'exercice.

Le berçage de l'enfant favorise des mouvements musculaires et aide à la digestion ; il doit donc être conseillé.

Pour les enfants, loin de s'opposer aux exercices quelquefois violents auxquels ils se livrent, il faut les favoriser le plus possible.

Le adultes doivent, en été, partager leurs loisirs entre la marche, la course, l'escrime, le canotage, la natation, *les exercices d'haltères*.

En hiver, ils doivent consacrer leurs soirées de loisir à la lecture à haute voix, au chant, au jeu des instruments à vent, etc.

On ne saurait trop les écarter de ces billards et de ces estaminets où, dans un air malsain, ils passent leur temps à perdre leurs économies et à boire des liquides qui troublent leur santé.

Les vieillards doivent prendre de l'exercice surtout après leurs repas, ils activent leur digestion, évitent des congestions.

Ils ne doivent, sous aucun prétexte, s'enfermer dans des salles closes après leurs repas; la fréquentation des estaminets leur est très-préjudiciable.

Les femmes doivent prendre beaucoup d'exercice : la plupart de leurs indispositions et leur constitution débile sont dues, en partie, à la vie trop sédentaire qu'elles mènent. On doit leur conseiller les promenades du dimanche au grand air et la natation en été.

DU TABAC

Que doit-on penser de l'habitude de fumer?

C'est une habitude bizarre qui ne répond à aucun besoin de notre nature.

Inutile au début, nuisible par la suite, l'hygiène doit la combattre de toutes ses forces.

Quelle est l'action du tabac chez l'adolescent?

Il entrave son développement et amène une véritable vieillesse anticipée.

Quelle est son action sur l'adulte?

1° Il produit sur toutes les fonctions une fausse stimulation qui se substitue à la stimulation naturelle des fonctions.

Peu à peu, ces dernières ne peuvent s'exercer qu'à l'aide du tabac.

La dose de tabac nécessaire augmente continuellement.

Le fumeur devient l'esclave d'un poison. Plus il en prend, plus il lui en faut, et cette dose croissante compromet de plus en plus sa santé.

2° Il abolit l'appétit, entrave la réparation des forces, amène un amaigrissement progressif.

3° L'usage de la pipe et du cigare amène souvent des cancers aux lèvres, des pertes de la vue, des paralysies.

4° La cigarette amène le plus souvent des affections chroniques de la gorge.

5° Le tabac prédispose aux maladies de poitrine.

6° Il affaiblit les fonctions intellectuelles.

HYGIÈNE DE LA VUE

QUE DOIT-ON PENSER DE L'EMPLOI DES LUNETTES?

1° L'usage approprié des lunettes rend d'immenses services.

Leur usage mal approprié peut causer de grands préjudices et ruiner une vue mauvaise qu'on veut améliorer.

On ne doit jamais en porter sans l'avis de spécialistes.

Le choix des lunettes exige de profondes connaissances de l'œil et de ses fonctions.

Dès lors, il est absolument nécessaire de consulter des médecins oculistes et de ne jamais se confier aux charlatans et aux opticiens, qui ont quelquefois de vagues connaissances, le plus souvent une ignorance absolue de la question.

2° Il faut se garder de céder complètement au préjugé qui fait craindre l'emploi de verres trop forts.

Les gens à vue longue ne doivent pas avoir peur d'employer des verres trop forts.

Quand le verre employé est fort, on s'évite une fatigue inutile et on ménage sa vue pour l'avenir.

Les gens à vue courte doivent, au contraire, porter les verres les plus faibles possible : un verre trop fort peut ruiner à jamais la vue d'un myope.

3° Dans certains cas, les lunettes peuvent, en dépit d'un autre préjugé, rendre de grands services aux enfants et aux adolescents; mais il ne faut leur en permettre l'usage qu'après l'avis d'un médecin spécialiste et, partant, compétent dans la matière.

QUE PEUT PRODUIRE SUR LA VUE UNE LUMIÈRE TROP VIVE?

Chez le nouveau-né, elle produit le plus souvent de la douleur, des cris et, parfois, des convulsions graves.

On devra, dès lors, éviter de placer les berceaux devant les fenêtres ou près d'une lumière vive : on les tournera du côté opposé.

Chez l'adulte, une trop vive lumière amène un éblouissement immédiat; les personnes dont la profession exige l'emploi d'une lumière trop vive, sont sujettes à des inflammations de l'œil et peuvent arriver à perdre complétement la vue.

Une lumière trop vive peut aussi amener des congestions cérébrales.

Les femmes ont la vue plus impressionnable que l'homme : elles se fatiguent plus vite.

Les gens qui travaillent à la lumière du gaz devront, autant que possible, porter des conserves bleu foncé ou gris et, d'une façon générale, on devra faire toujours usage d'abat-jour pour diminuer l'éclat de la lumière.

QUE PEUT PRODUIRE SUR LA VUE UNE LUMIÈRE INSUFFISANTE?

Rien n'est plus dangereux et ne conduit plus vite à la perte de la vue, que le travail près d'une lumière insuffisante.

Le séjour habituel dans des lieux insuffisamment éclairés amène, comme on le sait, l'étiolement.

QUE FAUT-IL PENSER DE L'ÉCLAIRAGE A LA BOUGIE ET A LA CHANDELLE?

L'éclairage à la bougie et à la chandelle est préjudiciable à la vue : ses oscillations continuelles fatiguent beaucoup la vue et peuvent amener, par la suite, des accidents graves. On ne saurait trop conseiller l'emploi des lampes.

FACULTÉS INTELLECTUELLES

QUELLES SONT LES DIFFÉRENTES FACULTÉS INTELLECTUELLES QUI INTÉRESSENT SPÉCIALEMENT L'HYGIÈNE?

1° *L'attention*, qui est l'application de l'esprit à considérer un objet : elle accroît l'énergie de l'impression que l'idée produit sur nous; elle est une des conditions du souvenir.

2° *La mémoire*, à l'aide de laquelle nous nous rappelons du passé.

3° *Le jugement*, qui est la comparaison entre plusieurs idées.

4° *Le raisonnement*, qui est le pouvoir que possède l'esprit de passer d'un jugement à un autre.

5° *L'imagination*, au moyen de laquelle nous pouvons former des idées qui ne correspondent à aucun objet réel.

QUELLES SONT LES RÈGLES HYGIÉNIQUES APPLICABLES A CES DIVERSES FACULTÉS?

1° On ne doit exiger d'un enfant le degré d'attention qui appartient à l'adulte : les conséquences d'une attention prématurée et trop longtemps soutenue sont le dépérissement, les maladies du cerveau, la méningite.

2° La mémoire, comme toutes les fonctions du corps,

a besoin de repos et ne saurait, sans danger, être soumise à une trop considérable activité.

Bien des maux de tête, des congestions cérébrales, sont dus à un exercice immodéré de cette faculté.

3° L'abus de *travail intellectuel* (jugement, raisonnement), dans le jeune âge, amène un trouble de toutes les fonctions, arrête le développement et prépare des constitutions débiles et délicates.

On doit partager la journée de l'enfant entre le travail intellectuel et le travail physique :

Deux heures de travail consécutives sont suffisantes.

Les facultés intellectuelles étant limitées chez beaucoup d'enfants, le travail intellectuel produit des résultats médiocres.

On peut certainement développer, dans une certaine mesure, leurs diverses facultés, mais il est une limite qu'on ne saurait franchir sans porter préjudice à la santé présente et future du sujet.

On ne peut faire produire à un instrument ce qu'il n'est capable de produire.

L'imagination, quand elle est vive et ardente, amène souvent de graves désordres (méningite, folie).

On ne saurait trop conseiller aux sujets qui ont une semblable imagination et aux gens qui ont une profession où leur imagination entre constamment en jeu (poëtes, musiciens, artistes), de consacrer généreusement une grande partie de leur temps à l'exercice et aux occupations physiques.

DES SOINS A DONNER DANS LES MALADIES ET ACCIDENTS

QUE DOIT-ON PENSER EN GÉNÉRAL DES REMÈDES POPULAIRES CONSEILLÉS EN MATIÈRE DE MALADIES ET D'ACCIDENT ?

Ils sont tous plus ou moins mauvais, dictés par les *préjugés, l'ignorance*, le *charlatanisme*, *l'amour du gain.*

QUELS RÉSULTATS AMÈNENT-ILS LE PLUS SOUVENT ?

Ils font perdre un temps précieux, laissent aggraver ou rendent *incurables* des *maladies en apparence légères.*

QUELLE EST LA VALEUR DES PRINCIPAUX REMÈDES POPULAIRES ?

1° Les *pommades* conseillées contre les grosseurs (tumeurs) de toute espèce, n'ont le plus souvent aucune utilité ; elles produisent fréquemment des inflammations de la peau, mal interprétées par le vulgaire, *qui ne peuvent rien sur la guérison du mal* et qui, en entretenant l'espoir du malade, laissent aggraver une situation désormais inaccessible à l'intervention chirurgicale.

2° Les *onguents* peuvent donner lieu à la même interprétation ; on les emploie le plus souvent sans utilité contre les panaris, les furoncles (clous).

Ces onguents sont même nuisibles, car en donnant satisfaction à la pusillanimité de certains malades qui veulent éviter le bistouri, elles peuvent quelquefois compromettre l'avenir fonctionnel du doigt, quelquefois de l'avant-bras.

Le grand abus qu'on fait des onguents à base de mercure contre les affections parasitaires, peut amener rapidement des accidents du côté de la bouche (haleine fétide, salivation, rougeur des gencives, déchaussement des dents).

3° Les pratiques répugnantes telles que l'application sur les plaies de vers de terre, de viscères fumants d'animaux coupés en deux, n'ont aucune utilité et n'agissent que comme le plus vulgaire cataplasme.

4° Les *sirops*, inventés la plupart du temps dans le but d'exploiter la crédulité publique, sont le plus souvent inefficaces contre les affections pour lesquelles on les emploie ; dans certains cas ils peuvent être *dangereux* dans les mains de gens inexpérimentés.

5° Les élixirs, les liquides de tous genres imaginés contre les plaies et les contusions, tombent sous le coup du même reproche. Ils ne nuisent qu'en faisant souvent perdre un temps précieux et *laissant aux accidents, quelquefois les plus sérieux, le temps de se développer.*

On ne saurait trop lutter contre l'abus que certaines personnes font de l'eau blanche dans les contusions ; ce liquide à base de plomb amène à la longue une macération de l'épiderme qui, favorisant l'entrée de ce métal dans l'organisme, peut donner lieu à des accidents qui ne sont pas sans gravité.

QUE DOIT-ON PENSER DE CERTAINES PRATIQUES ET PRÉJUGÉS POPULAIRES ?

1° La pratique des saignées annuelles doit être absolument rejetée, si ce n'est dans le cas où un médecin en aura déclaré l'utilité.

C'est une cause d'affaiblissement qui peut être très-préjudiciable pour certaines constitutions.

Chez une femme enceinte, la saignée peut influer d'une façon fâcheuse sur l'avenir de sa grossesse.

2° Les préjugés qui entravent encore malheureusement la généralisation de la vaccine doivent être absolument écartés devant les considérations suivantes :

1° On peut vacciner les enfants à tout âge et en toute saison ;

2° A deux ou trois mois, le nombre des échecs est moins fréquent ;

3° On devra se faire vacciner tous les six ou huit ans ;

4° La vaccine réussit aussi bien chez les vieillards et elle est aussi indispensable dans la vieillesse que dans l'âge adulte ;

5° On peut, sans porter aucun préjudice à l'enfant, ouvrir les pustules pour vacciner de bras à bras ; cette opération n'est pas douloureuse ;

6° La vaccination est une opération absolument inoffensive et elle est indispensable ;

7° Pour éviter toute chance de transmission de maladie, on devra toujours s'en rapporter à l'expérience des médecins.

QUE DOIT-ON PENSER DES PRATIQUES ET DES PRÉJUGÉS QUI ONT COURS SUR LES DENTS ?

Les dents molaires sont d'une extrême utilité ; les vieillards qui en sont privés mastiquent mal leurs aliments, l'estomac se fatigue, de là la cause de presque toutes les affections de l'estomac qui affligent les vieillards.

On ne devra donc se faire extraire les dents molaires qu'à la dernière extrémité.

Les dents demandent qu'on les soigne et non pas qu'on les enlève.

Les dents incisives sont moins utiles à conserver au point de vue de la digestion.

Le gonflement de la gencive ne saurait être une entrave à l'ablation d'une dent qui est le siége d'une lésion incurable.

Plutôt on enlèvera la dent, plutôt l'inflammation disparaitra, et de la sorte on pourra éviter l'apparition ultérieure d'accidents plus sérieux.

On ne devra jamais consentir à se laisser endormir par un dentiste quelque expérimenté qu'il puisse être.

L'anesthésie est toujours une opération dangereuse qui peut mettre la vie en danger, et l'on ne devra y consentir que pour des opérations sérieuses et toutes les fois que le chirurgien l'aura déclaré indispensable.

Les débris de racines (chicots) ne devront jamais être laissés dans la gencive; elles irritent la gencive et produisent souvent des abcès qui s'ouvrent quelquefois vers la peau.

L'hygiène des dents est de la plus grande importance; on devra éviter l'abus du sucre, du vinaigre et en général de toutes les substances qui sont de nature à amener plus ou moins rapidement des affections de la dent, en altérant son émail.

On devra aussi se les nettoyer fréquemment, afin d'empêcher la formation de dépôts (tartre) qui tôt ou tard amènent l'altération de l'émail.

On ne saurait trop se prémunir contre l'emploi des préparations dentifrices employées soit contre les dépôts qui tendent à s'accumuler sur les dents, soit contre les névralgies dentaires; la plupart contiennent des substances caustiques qui souvent ont pour résultat d'entraîner la carie de la dent.

QUELLE DOIT ÊTRE, EN CAS D'ACCIDENT, LA MISSION D'UNE PERSONNE ÉTRANGÈRE A L'ART ?

1° Elle doit se garder de conseiller le moindre remède qui pût faire considérer comme inutile la présence d'un médecin ;

2° Elle doit faire prendre au malade des précautions que

toute personne désireuse de rendre service à son semblable doit connaître, et de conseiller, dans certains cas spéciaux et déterminés, l'emploi de substances simples *qui sont de nature à seconder la tâche du médecin sans diminuer l'importance de son rôle et en rendre inutile l'intervention.*

QUE DEVRA-T-ON FAIRE DANS LE CAS DE CONTUSION ?

La plupart du temps, rien dans les contusions des parties molles ; mais dans les contusions des jointures, surtout celle du genou, il faudra conseiller l'immobilité de l'article, les compresses froides, et toujours se rappeler que la contusion d'une jointure est toujours grave et peut donner lieu aux accidents les plus sérieux.

QUE FAUT-IL FAIRE DANS LES CAS DE PLAIE?

1° *Faire saigner la plaie* avant l'arrivée du médecin. La seule efficacité de cette vieille coutume consiste à entraîner au dehors les corps étrangers qui pourraient être restés dans la plaie : poussière, petits éclats de verre, etc. ;

2° Ne pas écarter les deux lèvres de la plaie.

Il faudra toujours se rappeler que les plaies *peuvent être souvent sérieuses quand elles siègent au voisinage d'une jointure.*

QUELLE DEVRA ÊTRE LA CONDUITE A TENIR EN CAS D'UNE FRACTURE ?

1° Il faut faire placer le membre dans sa fonction naturelle et éviter toute espèce de manœuvre qui peut donner lieu à des accidents immédiats.

2° Il faudra se rappeler que bien des contusions au voisinage des jointures s'accompagnent de fractures des extrémités osseuses qui ne peuvent être reconnues que par les médecins.

Dans ce cas, si l'on n'intervient pas pour remédier à ces fractures, l'impotence définitive du membre peut en être la conséquence.

3° L'entorse est fréquemment accompagnée de fracture de l'extrémité inférieure des os de la jambe ; c'est un accident toujours sérieux, même sans fracture, qui exige le plus souvent la présence d'un médecin.

On conseillera, avant son arrivée, l'immobilité et l'application de compresses trempées dans l'eau froide.

QUE DOIT-ON FAIRE EN CAS D'HÉMORRHAGIE ?

L'amadou, la charpie, les toiles d'araignées sont des moyens utiles dans les cas sans gravité.

L'eau froide, la glace, peuvent rendre de bons services. Mais il faut se rappeler que souvent un vaisseau important peut être coupé, et qu'il faut toujours, si l'hémorrhagie se prolonge, appeler un médecin.

Il ne faudra jamais, et dans aucun cas dans les plaies, se servir de perchlorure de fer, qui le plus souvent n'amène aucun résultat utile et toujours entrave l'intervention chirurgicale en transformant la plaie en une bouillie où il est impossible d'aller lier les extrémités du vaisseau coupé.

QUE FAUT-IL AVOIR PRÉSENT A L'ESPRIT DANS LES CAS DE BRULURES ?

1° Se rappeler que les brûlures les plus légères (celles par exemple qui consistent dans la simple rougeur de la plaie) peuvent être très-graves quand elles sont très-étendues ;

2° Savoir : que les brûlures se compliquent souvent d'accidents plus ou moins sérieux du côté de l'intestin et du cerveau, et qui peuvent dans certains cas passer inaperçus aux personnes étrangères à la médecine.

QUELS SONT LES MOYENS A EMPLOYER DANS LES CAS DE BRULURES ?

Les corps gras, l'encre, les pommes de terre, la confiture, ne sont pas nuisibles, sans être efficaces.

On ne saurait trop se mettre en garde contre cet absurde préjugé qui engage d'appliquer de l'huile chaude sur la partie malade, ou de la tenir exposée au feu pendant un certain temps.

Que faire a la morsure des abeilles et des cousins ?

1° Pour les morsures d'abeilles, on conseillera les cataplasmes, les lotions d'eau de sureau et le repos absolu ;

2° Pour celles des cousins, les lotions vinaigrées.

Quels sont les moyens a employer dans les cas de morsure de chiens enragés ?

La morsure d'un chien enragé constituera dans tous les cas un accident sérieux *qui devra toujours nécessiter l'intervention du médecin.*

Les précautions à prendre aussitôt l'accident sont :

1° Le bandage du membre ;

2° Le lavage de la plaie ;

3° La cautérisation qui devra être pratiquée le plus tôt possible avec le fer rouge et mieux avec la potasse caustique qui lui est bien préférable. Cette opération dans ce cas *devra toujours être pratiquée par un médecin.*

Quels sont les moyens a conseiller dans les cas de morsures de vipères?

Aussitôt l'accident, quelques gouttes d'ammoniaque sont nécessaires.

On fera bien d'appliquer quelques cataplasmes arrosés d'ammoniaque sur la place et de faire boire au malade quelques gorgées de vin chaud avant l'arrivée du médecin dont *l'intervention sera toujours indispensable.*

Quels sont les soins a donner aux asphyxiés, noyés et pendus?

1° Il faudra, dans tous les cas, donner de l'air aux malades, et pour arriver à ce résultat, on devra les placer la tête haute sur un matelas, débarrasser le corps des vêtements, et frictionner énergiquement la peau avec de l'eau-de-vie ou de l'eau de Cologne. On fera respirer en même temps, et avec précaution, du vinaigre ou de l'ammoniaque au malade. On pourra encore chatouiller les narines avec une barbe de plume, et même, dans certains cas sérieux, insuffler de l'air au malade bouche à bouche.

2° *Pour les noyés*, on pourra incliner le malade sur le côté droit.

On devra se garder de suivre cet absurde préjugé populaire, qui conseille de placer le malade la tête en bas.

3° *Pour les pendus, il faudra de suite couper la corde.*

4° Près des gens *asphyxiés par le charbon*, les moyens indiqués plus haut suffisent.

5° Dans *l'asphyxie par les fleurs*, on devra, outre les moyens généraux applicables à tous les genres d'asphyxie, faire respirer légèrement du vinaigre et donner quelques gouttes d'éther à prendre sur un morceau de sucre.

6° On devra toujours se rappeler qu'il ne faut jamais perdre patience auprès d'un asphyxié ; qu'il en est qui ne reviennent *qu'après deux heures de soins.*

QUE DEVRA-T-ON FAIRE EN CAS D'EMPOISONNEMENT AVANT L'ARRIVÉE DU MÉDECIN ?

1° *Empoisonnement par les champignons.* — Infusion de café à prendre. Ether, de 30 à 40 gouttes dans un verre d'eau.

On devra frictionner énergiquement la peau.

2° *Empoisonnement par le vert de gris des casseroles, l'eau de cuivre.* — Blanc d'œuf, tilleul sucré.

3° *Empoisonnement par les allumettes chimiques.* — Délayer 4 ou 5 blancs d'œufs dans un litre d'eau ; boire un verre toutes les 5 minutes. Boire, en outre, beaucoup de liquides.

4° *Empoisonnement par l'huile de vitriol.* — Faire boire au malade le plus d'eau de savon possible.

5° *Empoisonnement par l'eau de Javel et l'ammoniaque.* — Eau vinaigrée, lait, blancs d'œufs délayés dans l'eau.

6° *Empoisonnement par les baies rouges de belladone* (fleurs de jardin; empoisonnement fréquent chez les enfants). 20 gouttes de laudanum dans de l'eau sucrée; quelques gouttes d'éther sur un morceau de sucre.

7° *Empoisonnement par le laudanum.* — Prendre du café noir en abondance.

TABLE ANALYTIQUE DES MATIÈRES

C

D

E

TABLE GÉNÉRALE DES MATIÈRES

Paris. — Imprimerie J. DEJEY & Cie, 18, rue de la Perle.

Librairie J. DEJEY ET Cie, 18, rue de la Perle, Paris.

BIBLIOTHÈQUE DES COURS DE L'ASSOCIATION POLYTECHNIQUE

Cette Bibliothèque est une publication officielle faite par le Conseil de l'Association Polytechnique. Chaque ouvrage ne paraît qu'après examen et avec l'approbation du Conseil. Cet examen a pour but de choisir, dans la grande variété des cours professés, ceux qui semblent conçus dans l'esprit le plus pratique et suivant les méthodes les plus simples. Ce contrôle respecte la liberté des auteurs qui gardent la responsabilité de leurs théories ou de leurs opinions dans l'ordre purement scientifique ou littéraire.

Publiés dans ces conditions, sous un patronage aussi autorisé, ces traités élémentaires constituent un système complet d'enseignement primaire supérieur ; ils serviront de guides aux maîtres pour l'enseignement libre des adultes. Un tel répertoire de connaissances utiles répond aux besoins d'une classe très-nombreuse de la société.

Par cette bibliothèque de vulgarisation, l'Association Polytechnique développe ainsi sa grande œuvre d'Instruction populaire.

OUVRAGES PARUS OU EN PRÉPARATION :

Notions générales d'Astronomie populaire, par M. Emile Mouchelet, avec une préface par M. Dumas. 1 volume in-12. 2 fr.

La Vapeur et l'Électricité appliquées aux Arts et à l'Industrie, par M. G. Dumont. 1 volume in-12, avec nombreuses figures intercalées dans le texte. . . . . 2 fr. 50

Droit civil et commercial, par M. E. Prat... . . . . 2 fr. »

Grammaire française, par M. Edm. Douay. . . . . 1 fr. »

Principes de mécanique générale, par M. J. Lonchampt, Prix. . . . . 1 fr. »

Leçons de législation usuelle, par M. Viel Lamare. 2 fr. 50

Abrégé de Grammaire anglaise, par M. E. Sanderson.

Leçons de musique instrumentale, par M. A. Hervé.

Conférence sur les chemins de fer, par G. Lépany.

La Géométrie pour tous, par M. F. Martin-Sabon.

www.ingramcontent.com/pod-product-compliance
Ingram Content Group UK Ltd.
Pitfield, Milton Keynes, MK11 3LW, UK
UKHW020355230726
13925UKWH00003B/1141

9 782014 030570